世界がどんなになろうとも役立つ心のキーワード

香山リカ
Kayama Rika

晶文社

装幀　岩瀬聡
企画協力　ソネット
岩本陽二（株式会社ギジ）

まえがき

世界がどんなになろうとも心の病がなくなるわけじゃない

冒頭から後日談めいた話になってしまうが、この本の原稿がだいたいそろったところで、現実の世界では同時多発テロ事件が起きた。

多くの人たちと同様、私もテレビに釘付けとなり、新聞や雑誌を買いあさったりインターネットで情報を集めたりする日々が続いた。外出中も携帯電話のｉモードで通信社のサイトを常にチェックしてしまう。たぶん目の前の現実から逃避するためもあるのだろうが、私はもともとニュース全般が好きなほうだ。でも、これまた多くの人たちと同じように、こんなにひとつのできごとに心を奪われたのははじめてだった。

もちろん、その間も大学では講義をするし、雑誌の連載などのために原稿も執筆する。でも、現実に目の前で（というか実際にはメディアの中でなのだが）進行しているできごとのインパクトの強さに比べ、自分が仕事で教えたり書いたりしていることはあまりに薄っぺらく見えてきた。

この本の母体となったのは、私が発行しているインターネットのメールマガジン『香山ココロ週報』である。これは、ソネットのコンテンツのひとつとして約2年前からはじめた試みだ。とはいっても、「自由にやってください」というソネット側の好意に甘え、発行ペースも内容もかなり〝気分まかせ〟。日記形式で最近の自分の仕事や生活について書いてみたり、マスコミで取り上げられる事件や社会現象について精神医学的な立場から解説を加えてみたり、「これを知っていると便利」みたいなキーワードをあげて説明してみたり。

そのキーワードの部分と2000年7月から1年分の日記を再構成したのが、本書なのだ。

掲示板などを備えたホームページとは違って、メールマガジンは一方的に読者に送付されるあまりインタラクティブ性の高くないメディアだ。でも、感想や意見のメールを送るのは、雑誌の読者ハガキを切り取って書き込んで投函するよりずっと簡単。このメールマガジンにも毎週、たくさんの読者の方からメールが寄せられた。

最初は集まったメールを分類したり統計的な処理を施したりして、「先週のメールの傾向はこうでした」などと発表していくつもりだったが、どのメールもとても内容が濃く、結局、読むだけで精一杯となることがほとんど。ごくたまに一部を引用させていただいたり、簡単な傾向分析をして報告したりもしたけれど、あまり有効な形でメルマガ誌面に反映させることはできなかったかもしれない。

そういう反省もあり、この本をまとめるにあたっては、なるべく「境界例についてもっと教えてください」「友だちがパニック障害なのですが、それってどんな病気?」「先号のひきこもりについての記述は、もの足りなかったです」といったメールの質問や意見にこたえる形で加筆を行うことにした。

つまり、とてもディレイがかかってしまったけれど、メルマガからこの本に至るプロセスで、「メルマガ→読者からのメール→それへのレスとしての本」という形のインタラクティブなやり取りが実現した、とも言えるわけだ。


その意味で、メルマガ読者のみなさんとの共同作業で書き上げることのできた本書に、私はとても満足……していた。そう、テロ事件が起きるまでは。

そのあとの私の混乱ぶりについては、冒頭で紹介した通りだ。

今、自分がかかわっている仕事のほとんどすべてに対して、私は「世界が大変な状況にあるのに、こんなことして何の意味があるのだ」と懐疑的になってしまった。それは、本書に対しても同じことだった。とくに、お気楽な私の日常をつづった日記の部分に対しては、「毎日、映画見たり漫画読んだりして過ごすこんな自堕落な生活を活字にして、いったいどうなるというのか」と強い嫌悪感さえ抱いた。


そんな虚無感の中で私は、数年前に病院で体験したあるできごとを突然、思い出した。

それは、外来で診療をしているときのことだった。どちらかというとのんびりムードのその病院では、日常の診療は診察室のドアを開けっ放しにしたまま行っており、待合室のテレビの音声も部分的に入ってきた。

ある日、診察室でうつ病の中年女性と話していると、待合室のテレビから「金日成死去」というフレーズが聞こえてくるではないか。私は驚いて思わず、「ねえ、金日成が死んだのかな？　たいへんじゃない！」とその女性に言ってしまった。「診察中に不謹慎な」と思われるかもしれないが、彼女とは長いつき合いで雑談なども自由にしあえる雰囲気ができていたのだ（と思う）。

すると当時は病状も安定し、どちらかというと職場のグチなどをしゃべりに来ていた彼女は、苦笑しながらこう言ったのだ。

「はいはい、大変かもしれませんねぇ。でも先生、私は明日もあの工場に行かなければならないし。工場の山田主任ったら私にこんなこと言うんですよ、まったくハラが立っちゃう……」。

それからまた、彼女は日常的な職場の対人関係を語り出した。私はそのとき、「金日成死去は世界的な大問題だが、それで現実の次元の問題や悩み、病気が消えてなくなるわけではないのだ」というごくごくあたりまえのことを、身を持って実感したのだった。

そしてそういった現実の中でのさまざまな問題に対処するために、たとえどんな世の中になろうと知識や治療の技術などは変わらず必要となる。

金日成が亡くなっても、うつ病がなくなるわけではない。

そのことを私は、もう一度、改めて思い出した。

今だって、基本的にはそれと同じ。世の中がどうなろうと、必要な精神医学や心理学のキーワード、知識、治療法などは、変わることなくあるはずなのだ。

そう思って私は、書き上げた原稿を読み直し、そして「これはやっぱり本にしよう」と心を決めた。

その〝おまけ〟として、私の脳天気な毎日の生活をちょっとだけ読んでもらっても、まあ、いいじゃないか。ちょっと自分に都合よくそうも思って、日記の部分もそのまま掲載させてもらいました。

そういうわけでやっとでき上がった、いろいろ〝ワケあり〟のこの本、どうぞ見てやってください。

香山リカ

世界がどんなになろうとも役立つ心のキーワード　目次

II 時代を映す鏡となる病 099

「香山ココロ週報」の日記から 2000年11月〜2001年2月 137

III　**心の病が生んだ社会現象**　183

「香山ココロ週報」の日記から　2001年3月〜6月　223

I

心について知っておきたい基礎的なこと

コンプレックス

今では日常語になっているコンプレックス。「どういう意味？」ときいたら、多くの人は「欠点、短所、苦手意識のこと」と答えるだろう。「私のコンプレックスは音痴なこと」という使い方などもよくされる。

でも実は、このコンプレックスということばそのものには、「欠点」といったネガティヴな意味はない。正式には「観念連合体」と訳されるこのことばの本来の意味は、「一見、関係なさそういくつかの感情がひとつのネットワークを作っていること」。

たとえば有名なエディプス・コンプレックスでは、「異性の親（息子にとっては母親）を愛する」という感情と、「同性の親に敵意を持つ」という感情が必ずワンセットで同時に登場することが知られている。こういう感情ネットワークが、コンプレックスと呼ばれるのだ。

もちろん、どの感情やどの観念がどれと結びついてネットワークを作るかは、その個人によって違う。しかし、エディプス・コンプレックスのように人類に共通して生じるコンプレックスもある。中には、「エディプス・コンプレックスはすべての神経症の原因である」と発見したのが、フロイトの最大の功績、と言う人さえいる。そういった謎の感情ネットワーク、コンプレックスの中でよく知られているものとしては、エディプスのほかに去勢コンプレックス、エレクトラ・コンプレックスなどがある。

では、ふだん私たちが「鼻の低いのがコンプレックス」などと言っているのは、まったくの間違いなのだろうか？　実は、そうでもない。この場合のコンプレックスは、「常識的には気にする必要もないようなある事実がある」ことと「それに対して劣等感やひけめを感じてしまう」という感情とがネットワークを作るといわれる「劣等コンプレックス」の前半を、省略してできたことばと考えられる。

この劣等コンプレックスという概念を最初に提唱したのは、精神科医のアルフレッド・アドラー。彼は、ギリシャ時代から「偉人」と呼ばれる人はしばしば、身体の機能の劣等性に悩み、ついでそれを補償しようとする心身の働きが高まったことにより、その地位を手に入れるにいたった、と述べた。ただ、アドラーはその後、人間の精神の働きをすべてこの「劣等コンプレックスとその克服」のメカニズムで説明しようとしたため、師匠のフロイトと対立することになってしまうのだが。

それでは、そもそもどうして関係ない事実と感情、あるいは感情同士がネットワークなどを作ってしまうのだろう？

その原因は、本来は無意識の中にあると考えられている。だから、人から見るとそれほど鼻が低いわけでもないのにそれが必要以上に気になってしまう原因も、本当は心の深いところにあるはずなのだ（たとえば、「鼻」はその人にとっての男性器の象徴であり、それをめぐっての葛藤が幼児期から解決されないまま、無意識の中にしまいこまれているとか）。

しかし、私たちがふつうに「私のコンプレックス」と言うときは、いちいち無意識のことまで考えるわけにはいかない。だからいつのまにか、無意識の問題とは関係ない具体的な短所や欠点のこともコンプレックスとひとことで表すようになったわけなのだろう。

このように、最初は無意識と深く関係した精神分析のことばだったのに、いつのまにか本来の意味をすっ飛ばして表面的な現象を指すために使われたり、一部が省略されて日常語になったり、まったく誤った意味のまま流通したりすることは、けっこうよくある。ヒステリー、アダルト・チルドレン、自閉症などもその例だ。

もちろん、ことばは時代や社会とともに変わるものだから、「無意識がからんだ劣等コンプレックスとは関係ないただの欠点まで、なんでもかんでもコンプレックスというのはおかしい！」などと堅いことを言うつもりはない。とはいえ、頭のどこかで正しい知識を持っておくのは悪いことではないと思う。

私としては、賢い現代人はコンプレックスを原因がはっきりしているただの「劣等感」という意味にではなく、「自分でも理由がはっきりしない感情の反応パターン」というくらいに理解して使えばよいのでは、と思っている。

たとえば、いつも父親くらい年齢の離れた人が好きになってしまう人が、「私って父親コンプレックスがあるのかも」と言うことがあるけれど、これはかなり正しい使い方なのではないか。なぜなら、「ある男性を愛する」という感情と「自分の父親を愛する（あるいは憎む）」という別の種類の感情とが、その人の中では謎のネットワークを作っているのだから。そして、その人自身にも、なぜ父親のような年上男性を見ると好きになるという感情反応パターンが起きるのか、理由はよくわからないのだから。もちろん、その本当の理由は、自分でも記憶にないくらい昔にお父さんとの間で幻想したあるいは経験した、ある感情にあるに違いない。

でも、ふつうの生活で私たちは、そこまで深く自己分析することはないし、その必要もない。精神科医だってよほどのことがないかぎり、自分で自分の無意識をのぞいてみることなど、ないのだ。とはいえ、「あー、また超年上の人を好きになったよー」と自分でも困惑するよりは、「これって、お父さんに対する過去の何かの感情と、男性に対する愛情とがネットワーク作ってる結果じゃないのかな？」くらいは読めた方が、見通しができてラクなのではないだろうか。実際、自分で「これって私のただのシュミじゃなくて、父親コンプレックスなんだ」と気づいただけで、永遠に続きそうだった不倫地獄から脱して、同世代の独身男性と結婚できた人もいる。

自分の場合、何と何とがコンプレックスを作っているのだろうか。そう考えてみるのも案外楽しいかもしれない。

神経症

神経症ということばほど、みんなが知っていてそれでいて知らないものはないと思う。「神経症と精神病って同じものなんでしょ？」「神経症の人が行くところが神経科で、精神病の人が行くところが精神科だよね」「神経症って一生、なおらない病気だってきいたけど」。これまで、そういう誤解の声をどれほど耳にしたことか。

では、神経症って何なのか？　正式な定義とは少し違うけれど、私ならこう答える。「神経症とは、純粋にココロの中にある葛藤や問題が原因となって起きた不安、恐怖、とらわれ、落ち込みといったココロや生活のトラブルのこと。より具体的には、対人恐怖、過度の不安状態、過呼吸や失神などからだに現れる症状、強迫や軽い抑うつ状態などがある」。

つまり多くの人が「ココロの病」というときには、ほとんどの場合にはこの神経症のことを指していると言ってもよい。ちょっと大げさに言えば、家族や学校や職場の問題や恋愛、友人との対人関係といった悩みごとから発生するココロのトラブルは、すべて神経症。

それでもまだ、わかりにくいだろうか。この神経症には、実はもうひとつ特徴がある。ややむずかしいのだが、それは「原因やもともとの性格から考えて、その症状が理解可能かどうか」ということだ。

たとえば、子ども時代に厳格な家庭でいつも「ちゃんとかたづけなさい！」などと注意されながら育てられた人が、おとなになってから外出するたびに「家のガス栓を閉めてきただろうか」と気になって仕方ない、という強迫神経症になってしまった。こう聞かされたら多くの人が、「わかる、わかる」とうなずくのではないだろうか。あるいは、毎日毎日、仕事のプレッシャーに苦しめられている上にもともと几帳面でマジメな人が、ついに息ぎれして何もやる気力がわかない抑うつ神経症になってしまった。これも、「そうだろうなぁ」と理解可能なのではないか。

このように、現在、置かれている状況や過去の問題からだれもが「そんな経験したら、だれだってそうなっちゃうよ」と想像できるのが、神経症。そう考えてもらってもよい。

ただ、この判別法は慣れた人でなければ使いづらいこともある。たとえば、正確には神経症とは異なるうつ病や分裂病でも、そのひきがねになるのはストレスということもあれば、逆に神経症でも「どうしてそうなるんだろう？」というくらい原因が見つからないこともあるから。何事にも例外はあるのだ。

あと、もうひとつ。これも昔からよく言われることだが、神経症の人たちは自分の症状にとても苦しみ、「私は病気なのだ」という意識を強く持っている。精神科を訪れるほかの病の人たちに比べて、自分からすすんで病院にやって来る人の割合は神経症が圧倒的に高い。でも、これにしても例外はあり、今は分裂病の人も自ら「ちょっと前の自分とは違っているみたいだ」と病院に来てくれることが増えたし、何年も「私は病気なんかじゃない、病院なんかに行くものか」と思っている神経症の人もいる。

最後に、見分け方のポイントをもうひとつ。神経症はいわゆるカウンセリングや精神療法といった「話をきいてもらう治療法」がいちばんきく病だ。うつ病や分裂病ではどうしても薬物療法が欠かせないが、神経症は原因となる葛藤や悩みがどこかに——それは心の表面に近いところかずっと奥の無意識かは別にして——あるわけだから、それを精神科医や心理療法士といっしょにさがしあてて自分で認める、つまり「洞察」することが治療の中心となる。

でも、「じゃ、神経症では薬はまったく使わないのか」というとそうではない。不安や恐怖といった具体的な症状を少しでもおさめるためには、少量の抗不安剤がとてもよくきく。実は中には、長い時間かけてカウンセリングをしなくても、数回、抗不安剤を服用して症状が消えれば自信が回復し、神経症そのものまできれいになおってしまうというケースも少なくない。だから、「薬を使わないのが神経症」とは言いきれないわけだ。

こうやって説明してくると、「なんだ、結局、神経症が何かなんてわからないじゃないか」と感じるかもしれない。

たしかに、専門家たちもときどき診断に迷うこともある。「どうも人とうまく話せない。だれかに話しかけられると緊張してしまうんです」と訴える人がやってきて、最初は典型的な対人恐怖症だと思ってカウンセリングをしているうちに、「人と話せないのは、相手が自分のことをいつも憎んでいるからです」といった妄想が潜んでいることに気づかされることもある。そうなると、置かれている状況だけから「うん、わかるわかる」というわけにはいかないので、神経症という定義も変わってきてしまう。

そのように「これだ！」とかっちり説明することがむずかしい神経症だが、おそらく軽い状態はだれもが経験したことはあるはず。というか、フロイトはこう考えていた。「ふつうの人とは、神経症者のことだ」。つまり、「正常な人＝神経症」と言ってもよいということ。

よく考えれば、ココロの中に悩みや葛藤、イヤな思い出の数々がたまっていない人などいない。一回も傷ついたことがない、という人もいないだろうし、「完璧に強くて明るくて前向きな性格」と言いきれる人もいないはず（いや、たまにはいるけれど、そう言っている人こそ自分で自分の弱さをごまかしていて、どこかにほころびが出ている神経症人間である可能性が高い）。そういう意味では、だれもが神経症であり、神経症であるからこそ、その問題や悩みを乗り越えるために生活や仕事の工夫をしてみたり、趣味や創作にチャレンジしてみたりし続けてきたと言ってもよいくらい。

もちろん、生活や仕事に支障をきたすほどの神経症症状はちゃんとした治療によって取り除かれた方がいいけれど、基本的には「神経症は人間の友だち」。私はそう思っている。

強迫

「強迫」や「強迫神経症」ということばは、音としてはだれでも一度は聞いたことがあると思うが、正確な表記は意外に知られていない。雑誌でもときどき、「脅迫神経症」などとまちがった書かれ方がしてあるのを見る。

　でも、「脅迫」も「強迫」も、意味としてはそう遠くはないかもしれない。どちらも「自分ではそうしたくないのにムリやりそうさせられている」という事態を指している点では、同じ。ただ、「脅迫」の方は脅してそうさせる〝だれか〟がいるのに対して、「強迫」の方はその〝だれか〟はいない。望ましくない事態に自分を追い込んでいるのは、自分自身。自分でも「そんなのやめたい、こんなことするなんてばかばかしい」と思っている。でも、それがどうしてもやめられない。それが「強迫」なのだ。

　本人が好きでやっているならともかく、自分でも「こんなことしても意味はない」とわかっているわけだから、相当つらい。まわりからも「そんなことやめなさいよ」と言われるが、非合理性や理不尽さにいちばん気づいているのは本人なのだ。しかも、「自分で自分を追いつめてしまう」

とことばで説明するとかなり不思議で不自然なこの「強迫」に悩む人の数は、昔も今もけっこう多い。

では、いったいどんな状態に自分を追い込むというのだろう。

よく知られているのは、際限なく続く手洗い（洗浄強迫）やシャワー。洗っても洗っても、手やからだがまだ汚れている気がしてしまう。もちろん、頭では「もう十分にだいじょうぶ」とわかっているのに、どうしてもやめることができない。

それに次いで多いのが、戸締りや火の元を何度でも確かめてしまう確認強迫。中には、一度、外出してから「やっぱりガス栓を閉じてなかったのでは」と気になって家に戻り、改めて外に出てしばらくするとまた気になり始め……というのを繰り返し、仕事や学校に行けなくなってしまう人もいる。

また、そういった「ある行為をいつまでも何回もする」という強迫行為とは少し違うが、自分で決めた儀式めいた約束事やおまじない的な行動を必ずしてしまう、というタイプも少なくない。たとえば、典型的な例では「寝る前には必ず明日の洋服を準備してワインを100ｃｃ飲んで屈伸運動を10回、読書をきっちり15分、それから明日の天気予報を3つの新聞でチェックし……」といった一連のパターンをこなさなければ布団に入れない、という就眠儀式。これも最初は「きちんとその日の日課をこなしてから明日を迎えたい」という合理的な気持ちからスタートしたのだろうが、時間がない日や疲れて早く眠りたい日までどうしてもすべてを順番通りやらなければ気がすまない、というレベルまでいけばやはり「強迫」。

また、最近はコスメフリークと呼ばれる化粧品マニアの女性たちの中にも、それが強迫的な儀式になっている人もいるようだ。「スキンケアに1時間、それからフルメイクが仕上がるまで2時間、髪をブロウするのに1時間。私は出かけるまでにどうしても4時間かかってしまう」といったコスメフリークの〝告白〟がときどきネットの日記で語られていることがある。これも当初は「より美しくなるために」という目的があってのことだったはずだが、そのうち「今日は時間がないからマスカラは省略したい」と思ってもできなくなる。あるいは「コンビニに行くだけだからスッピンでいいや」と思っても、やはりどうしても最初の一歩から最後までをやり通さなければ気持ち悪くて外に出られない。中には「今日も遅刻だ、とほとんど泣きながらメイクしている」という人もいる。こうなるともはやこれはコスメ儀式、やはり強迫の一種といえよう。

そして、さらに複雑な「強迫」として知られているのが、強迫観念。これは実際の行動に現れるのではなく、頭の中だけで起きる「強迫」だ。たとえばあるひとつの疑問が頭を占めて、離れない。それも好きな人のことや夢中になっている仕事のことなどではなく、「宇宙の果てってどうなっているんだろう?」といった考えても仕方ない疑問、さらには「3」という数字や「コーヒーカップ」ということば、CMで聞いた音楽のワンフレーズなどが、頭から消えなくなるのだ。

この強迫観念は行動に現れる強迫よりさらにつらく、勉強や仕事が手につかなくなり日常生活にかなりの影響が及ぶことが多い。あるいは、この強迫観念を頭から追い払うために強迫行為に走る人もいる。たとえば、「宇宙の果て」を忘れるために手を激しく打ち鳴らしてみる、とか。まさに「毒をもって毒を制す」状態だが、まわりからはなかなか理解してもらえない。

では、このおかしな「強迫」はいったいどうして起きてしまうのだろう。ひとつの原因として考えられるのは、もともとの几帳面でまじめ、秩序を重んじる性格。何につけても「きちんと決められた通りにしなきゃ」と緊張して取り組む姿勢が、知らないうちにやらなければいけないことを増やし、「今日はやらなくていいんだよ」とわかっているときでも儀式的にそれをしてしまう。

精神分析学ではさらに深く「強迫」に悩む人の心に踏み込んで、彼らの多くが厳格な父親のもとで育ったという仮説を提唱する。小さな子どもにとって、父親は社会のルールそのものであり自分の生死まで握っている偉大な人物。その父親から常に怒られ、監視されて育った子どもは、無意識に「自分の死」を異様に怖れるようになる。おとなになってから現れる「強迫」は、「それをすることで何とか恐ろしく忌まわしい死から逃れさせてください」という気持ちの現れの儀式だというのだ。

いずれにしても、本人にとってはとても苦しい「強迫」。最近では、カウンセリングだけではなく、あるタイプの精神安定剤もかなりの効果をあげることがわかってきた。「こんなヘンな儀式にとりつかれているのは、私だけだ」と悩まずに専門家に相談に行くのが、いちばんの早道。それだけは確かだと思う。

対人恐怖症

「対人恐怖症に悩んでいる」という話は、一時期ほどはきかなくなった。精神科の診察室を訪れる対人恐怖症の患者の数は、減りつつあると言われている。

しかし、それは見かけの問題のような気もする。最近、注目を集めている心の病——たとえばPTSDやそれと関連のあるアダルト・チルドレン、多重人格に代表される解離性障害、あるいは疾患というよりは〝現象〟というべきだが自傷行為や薬物乱用など——の人たちは、自分たちの苦痛や問題をきちんと主張できる場合が多い。

その理由はやや複雑。ひとつには、最近の若い人たちが全体的に自分の言いたいことをはっきり言えるようになった、ということがあげられる。でももうひとつ、それらの疾患そのものが、どちらかといえば自己顕示型の人や自己愛が強めの人たちに発症しやすい、ということも関係しているだろう。誤解がないように言っておきたいが、これは彼らが「自分への注目を集めるために病気を装っている」という意味ではない。しかし、トラウマを引きずり続けてなかなか乗り越えられない人や「自分の中にいくつもの自分がいる」と訴え続けている人の中には、「それを多くの人に知ってもらうことで、苦しみは少し癒される」と思っているケースがあることも事実。アメリカのある精神病理学者の論文には、そういった傾向を持つ人たちに「attention junkie（注目依存、注目中毒）」というネーミングがつけられていた。この名前はやや意地悪すぎるとも思うのだが、彼らに限らず、現代人は多かれ少なかれ、注目依存症にかかっていると言えなくもない。

こういう傾向がどんどん強まる中で、もともと人とのまじわりに恐怖や不安を感じやすい対人恐怖症の人たちは、ますます自分の存在を世の中から消そうとするはずだ。「私の苦しみをわかってほしい」という人でいっぱいの神経科のクリニックには、自分なんて行ってはいけないんだ、と思い込む。自分を責めやすい対人恐怖症者たちは、世の中にあふれるトラウマ被害者の手記などを読んで、「私の悩みなんて彼らに比べれば、大したことない」と後ろめたく思う。……そのようなわけで、対人恐怖症の人たちは、以前に比べて精神科や神経科を受診しにくくなっているだけではないのだろうか。

では、そもそも対人恐怖とはどういう状態なのだろう？　彼らは、単純な人間嫌いではない。それどころか、人いちばい「相手を楽しませたい、リラックスして話せる雰囲気を作りたい、自由に会話したい」と願っている人たちだ。つまり、自分より相手を優先し、いつも相手の気持ちを考える他者配慮の傾向がとても強い。「他人への気づかい」、それが対人恐怖症者の本質なのだ。

そういう本質があるからこそ、だれかに会っているときは相手のささいな反応やことばにいつも敏感になる。たとえば相手が空腹が原因でちょっと悲しそうな顔をしたとしても、「自分の話が面白くないからイヤな表情をしたのではないか」と思い込む。そして、そういう相手を責めずに、「そんな話しかできない自分は、なんてダメな人間なんだ」と自分を非難するのが、彼らの第二の特徴だ。

「空腹から来る不快な表情を自分のせいだと解釈する」という今の例からもすぐに想像できるように、彼らの〝最初の失敗〟は偶然や思い込みであることが多い。しかし、問題はその後だ。一度でも失敗があると、彼らは「次こそは失敗しないように」と余計に緊張を高める。すると、今度はその緊張がひきがねとなり、不自然な振るまいをしたりおかしなことを言ってしまったり、逆に何も話せなくなったりする。もちろん、相手はますます不快な顔をする。今度は偶然ではない。そこで「やっぱり私は会話がヘタなんだ」と〝思い込み〟は強化される……。この悪循環から、〝ホンモノの対人恐怖〟が形成されるのだ。そのうち、「相手にイヤな思いをさせるくらいなら、会わない方がいい」と対人場面を避けたり外出を拒んだりするようになる例もある。

対人恐怖の傾向とは無縁な人は、こう思うだろう。「相手にどう思われたっていいじゃない。自分が会いたい人には会って、行きたいところには行けばいいと思う。他人のことなんて気にしなければいいんだよ」。また、対人恐怖傾向を持つ人がまわりに実際に不快感を与えていることは、ほとんどない。「あの人は気づかいができるいい人だ」と思われていることがほとんど。しかし、彼らにとって、「自分のせいでだれかに不愉快な思いをさせるかもしれない」というのは、致命的な問題なのだ。自らも対人恐怖症状に苦しんだことがあるという精神科医は、自著の中にこう書いている。

「対人恐怖の苦しみは、本人以外には十分にはわからない。何も〝欠陥〟はないという説明は、何も理解されていないという失望感を与える。」

つまり、「あなたはだれにも不快感を与えていないからだいじょうぶ」という説明も、その人をがっかりさせるだけで何も救いにはならないというのだ。では、まわりの人はどうすればよいのか？　その精神科医は、治療者がなすべきこととしてこんなことを言っている。

「否定も肯定もせずに同情をもって訴えを聞き取りながら、生活の範囲を広げるように援助すること。これが大切である。」

これは、対人恐怖症状そのものには取り組むな、ということである。「そんなの気にするな」と否定したり「たしかにあなたの話し方はおかしい」と肯定したりせずに、とにかくそれはさておいて、生活が少しでもうるおいと幅のあるものになるように、そちらに主眼点を移す。「映画に行きたいけれど、だれかに会って突然話しかけられたら困るから、行けない」という人には、「その映画が見たいという気持ちを優先して、まずは行ってみましょうよ」とアドバイスする。他者への配慮より自分の欲望を優先してもらうのだ。

自己中心的な若者が多いと言われる現代だが、実は他人への配慮を強く持つあまり自分の生活の幅を狭めている人も、まだまだたくさんいるということだ。

精神科／神経科

精神科って、どういうときに行けばいいのですか？

最近、なんとなく調子が悪いんだけど、こういうときは神経科に行くべきなの？　それとも神経内科？

心療内科と精神科って、どこが違うの？

こんな質問をよくきく。精神科・神経科・神経内科・心療内科。たしかに、とてもまぎらわしい名前。しかも、実際に「こういう症状のときはこの科」とクリアカットに分けることは、きわめてむずかしい。お互いの領域の間には、重なっている部分もあるからだ。

ただ、はっきりしていることもある。まず、精神科と神経科はまったく同じ、ということ。「精神科医」と名乗るか「神経科医」と名乗るかあるいは「精神神経科医」と名乗るかは、その人の好みとか考え方の違いだけによる、と考えてもらってもいい。大部分の「神経科医」や最近、増えている「神経科クリニック」は、「精神科」ということばが生みがちな先入観や偏見をおそれてそう名乗っていることが多い。おそらくこれは、「精神病」は「神経症」より重症、という印象から来ているのだろう。私もよく、患者さんたちから「私は神経科にかかっているのであって、精神科の患者じゃないですよね？」ときかれた。でも、実は「精神科＝精神病を診療するところ」「神経科＝軽い神経症のカウンセリングをするところ」ではないし、両方の科の医師には違いはないのだ。

そういうわけで、診療する側のこちらとしては「内容は同じなのに、いったいどうしてそんなに気にするのかな？」と不思議な感じもしていたのだが、今、考えてみると診療を受ける側にとっては大問題だったのかも。実は私の親でさえ、昔は知人から「おたくの娘さんは何かの医者なの？」ときかれるたびに、「精神科」と言いそびれて「神経科」と答えていた、という笑えないエピソードを最近、告白した。

いずれにしても、「精神科に行こうかな？　神経科にしようか？」と迷うことはまったくない。眠れない、どうも意欲が低下している、なんとなく不安感が取れない、ときどきパニック発作がおそってくる、などなど、専門家に相談してみようか、と思ったときは、「精神科」「神経科」どちらの看板が出ているところを訪ねても、だいじょうぶ。

それからこれも誤解している人が多いのだが、精神科は〝こころの悩み〟しか受けつけていない、というのも誤り。というか、〝こころの悩み〟というのがそもそも何なのか、がまだはっきりしていない。ある精神科医は、こんなことを書いている。とてもわかりやすくて誠実な説明なので、引用しておこう。

「こころの悩み・病いには社会・心理的な要因（心因）、遺伝・体質的な背景（内因）、脳・神経機能の関与（器質因）が重要であるという指摘は、多くの人々の直感や長い経験、医学的な調査や研究などにもとづくもので、それぞれ一面の真理をふくんでいる。

しかし人間は、脳をもつとともに、何らかの遺伝的特徴を受けつぎ、日々さまざまな出来事にこころを乱しながら生きている存在である。

したがってどんなこころの悩み・病いにも、つねに上記の心因、内因、器質因が多少ずつ関係しているのが実情である。」

「なにこれ？　結局、いろいろな原因が関係していてよくわからない、ってこと？」と思うかもしれないが、実はその通り。「気持ちが落ち込む」のは仕事のストレスのせいかな、と思っていたら実はうつ病になりやすい体質じたいが最大の原因であることも少なくない。あるいは、これは極端な例だが、子どもが急に「ひきこもり」になったのかと思っていたら、実はカゼなどのウィルスが脳に侵入して起きるウィルス性脳炎の初期症状だった、ということもあった。あるいは逆に、「胃が痛いから胃に重い病気が隠れているに違いない」と思い込んでいる人の話をよくきいてみると、過度の心配性がひきがねになった心気神経症というこころの問題であることもある。

からだ（脳も含む）とこころは常に密接な関係にあるので、どこまでいっても厳密に「これはからだの病気」「これはこころの病気」と区別することはできない。

「からだとこころ」が関係した広いエリアの中でも、症状がより〝からだ寄り〟に出ている心身症を主に扱うのが心療内科だ。心療内科医は「こころの問題にも通じた内科医」と考えてもらえればよい。代表的な心身症としては、高血圧症、狭心症・心筋梗塞、胃潰瘍、気管支喘息などがある。もちろんこれらすべてに〝こころの問題〟が関係しているわけではないが、これらの病気が内科的な治療ではなかなか治らない場合などには、その背景にストレスが関与していることもある。

そして、「からだとこころ」をつなぐ脳や脊髄などの中枢神経や末梢神経の疾患を中心に診ているのが、神経内科。神経難病といわれるパーキンソン病やALS（筋萎縮性側索硬化症）、末梢神経のトラブルである顔面神経痛などは神経内科の領域。

しかし、何度も繰り返すように、それぞれの科にはかなりの重なりがある。また、どの科の医者もそれぞれの科の知識をかなり持っている。だから、「どの科に行けばいいのかな？」と思ったときは、まず行きやすい近所の科を訪ねてほしい。もし、「こういう場合は〇〇科のほうがいい」というときでも、その医師はきっと的確に教えてくれるだろうから。「あれ？」と思ったらまず気軽に受診。それがいちばん大切ではないだろうか。

境界例

境界例、境界性人格障害、ボーダーラインパーソナリティ。ある人格の特徴をあらわすこのことばは、一時期、流行語のようにマスコミや一般の人のあいだで語られていた。たとえば、サリンジャーの『ライ麦畑でつかまえて』の主人公が境界例だったとか、尾崎豊の歌詞こそがその世界を歌っているとか。しかし、『24人のビリー・ミリガン』が登場して〝多重人格のビリー〟が一躍、注目を集めたあたりからか、この境界例に対する世間の関心も急激に冷めたような気がする。

かくして、境界例は「名前だけはなんとなく知っているけれど、意味はよくわからない心理用語」のひとつとなった。でも個人的には私は、境界例は今でも現代の人たちの特徴を最もよくあらわす人格だと思っている。おそらく、あまりに現代人に浸透しすぎて今や「病理」とは言えなくなってしまった人格、それが境界例なのだ。

たとえば、若い女性がよく「私って躁うつ病なのよね」と話すことがある。「どういうところが？」とよくきくと、それはどうやら「感情が変わりやすい」ということを意味しているらしい。「朝は〝私ってけっこうイケてるじゃん〟となんだかわからないけど自信あっても、会社に着いたとたん、〝もうダメだ〟って生きているのもイヤになっちゃう」。これなどまさに境界例の特徴だと思う。

　あるいは、「私って外ではひとに合わせて元気にしたりできるんだけど、家に帰るとがっくり落ち込んで暗くなっちゃうんだよね。でも、なかなかひとにはわかってもらえなくて、まわりからは〝いつも明るくて悩みなんかないでしょう〟と言われるんだよね。いやになっちゃう」という人。こういう人も少なくないと思う。これもまた、境界例のケースの訴えによく似ている。

　このように聞かされると、だれもが少しは「私もそうじゃないかな？」と思ってしまうのではないだろうか。

　では、この境界例とはいったい何なのだろう？　ここで改めて考えてみることにしよう。

　境界例の中核にあるのは、なんといっても「不安定さ」。まず、対人関係が不安定。友人や恋人ができると、境界例の人たちはまず相手にベタ惚れ状態となる。「あなたこそ私が探していた理想の友だち」「一生、仲良くしたい」といわゆる〝あばたもエクボ〟状態となるのだが、その蜜月は長くは続かない。相手のちょっとしたミスや自分への非難をきっかけに、評価は180度転倒。「あなたなんか人間のクズだ！」「一生、顔を見たくない！　もう私の前から消えて！」といった激しい罵倒が始まる。相手としては、これまで自分を神のようにほめたたえてくれた人がなぜ、いきなり態度を豹変させるのか、まったくわからない。激怒する人もいるが、たいていは狐につままれたように「ああ、キミがそんなにイヤだと言うなら仕方ないけど」と別れることになる。しかし、この最低の評価もまた「不安定」なものだというのが、境界例の特徴。またすぐに、「ごめんなさい。私が悪かったの、また仲良くしましょう」とすり寄ってきては、「やっぱりあなたみたいな人はいない。最高の恋人だわ」とふり出しに戻る。こういった「最高」と「最低」のサイクルがスイッチが入ったり消されたりするようにめまぐるしく繰り返されるのが、境界例の対人関係のスタイルである。

この「不安定」さは、他人だけに対してではなく自分に対しても同じ。この人たちの自分に対してのイメージ、つまり自己像もまた「最高」と「最低」との間をめまぐるしく行ったり来たりする。それが先ほど述べた「朝には私って最高！と思うけれど、会社に着いたとたんやっぱりダメだという気分になる」という感情の不安定さにもつながっていく。しかも、スイッチが入ったり消されたりするきっかけというのは、ほんのささいな表面的なこと——鏡に映った自分の髪型が決まっていなかったとか、逆に体重計に乗ったら500グラム減っていたとか、まわりの人に「その服、いいね」とほめられたとか——であることが多い。よく考えればその人の本質的な価値とは何ら関係のないような出来事やひとことで、簡単に自信満々になったり絶望したり。これが境界例の自己イメージの特徴だ。もちろん、自分の将来に対しても安定したイメージを持つことはできない。日中は「この会社で資格を取ってがんばってみよう」と思っていたのに、夜には「やっぱりインドに行って仏像の勉強をするのが私らしい」と変わっていたりする。

もちろん、「不安定さ」そのものが問題だというわけではない。とくにめまぐるしく変化する今の社会や生活の中では、ある程度の「変わりやすさ」を身につけていなければうまく生きていくことはできないはずだ。携帯電話が普及したらそれでのコミュニケーションにすばやく慣れ、「これからは仕事中心から余暇中心のライフスタイルに」と言われればそのように方針を変える。これくらいの柔軟性がなければ、とたんに心は不適応状態となり失調を起こしてしまう。

ただ、境界例の人たちのいちばんの問題は、そういった自分の「不安定さ・変わりやすさ」を時として苦痛に感じるということだ。「いったいどれが本当の私の気持ちなのだろう」「結局のところ、私は明るい人間なのだろうか、それとも暗い人間なのだろうか」「5年後に私はどうなっているのだろうか」「私のまわりの人たちで本当に信頼できるのは、だれなんだろう」……。自らの「不安定さ」が招いた揺れ動く状況の中で、彼らはしばしば「本当のもの」に激しくすがりたくなり、それが見つからずにパニック状態に陥ったり生きる希望がなくなるほど絶望してしまったりする。「不安定な波が押し寄せても、うまくサーフィンしていくさ」といった気楽さが持てないのも、また彼らの特徴だと言えるだろう。

では、うまく自分を変化させながら現代社会を泳いでいくのにはある意味、とてもマッチしているこの境界例の人たちが、苦痛を感じることなく、まわりの人たちも巻きこんでトラブルを起こすことなく生きていくためにはどうしたらよいのだろう？

それについては、項を改めてちょっとじっくり考えてみたい。

境界例（治療）

　境界例について話をすると、多くの人が「これって私のことじゃない？」「ぼくの彼女にそっくりだ」などと言い出す。でも、これはそれだけ病気の人が多い、という意味ではない。逆に、境界例が今や現代人のスタンダードな性格の特徴になりつつある、ということを表していると考えてもよいだろう。

　たとえば、次に紹介するのは精神科医・成田善弘氏による境界例の説明だ。ここに並んでいるのはやや病理的なことばだが、示している内容じたいは、ごく軽い形でならだれもが体験したことのある感覚なのではないだろうか。

「彼らは、自己の精神内界に不安や抑うつを主観的に体験し、抱えておくことができない。不安や抑うつを心に抱きながら、そういう自己を慰め励ます能力に乏しい。いわば、心という容器が小さく、かつ容器の壁が薄い。

　不安や抑うつは恐ろしい空虚感や孤独感を伴うパニックとして体験される。彼らはこういう体験を回避するために、感情を否認したり行動に発散したりする。

また、自己の不安や抑うつを自己にかわって抱え処理してくれる人、苦痛な体験をしている自己にかわって慰め支えてくれる人を必要とし、そういう人をつかまえ、しがみつき(中略)、いわばふたりがかりで自己の感情や衝動に対処する。」

この記述の中でもとくに中心になるのが、「自分で自分を慰め、励ますことができない」という部分だ。そういう人は「自分はすごくダメだから」とか「だれにも愛されていないから」という深刻な理由で、いつも絶望したりパニックに陥っているわけではない。ほんのちょっとした不調や失敗に直面したとき、あるいはうまくいかないだろうという予感が生じたときなどに、それを「まあ、なんとかなるだろう」と受け止めて自分を支え、うまい形で受け流すことができないのだ。「心という容器が小さく、容器の壁が薄い」というのは、とてもわかりやすい比喩だと思う。

そう言われると、この境界例的な傾向を持つ人がどうやって問題を解決していくかも、なんとなく見えてくるのではないだろうか。

まず、こう考える人もいるだろう。「自分で自分を支えきれないのなら、自分のかわりに慰めてくれる人の発見が問題の解決につながるんじゃないだろうか」と。成田氏の記述にも、「そういう人をつかまえ、しがみつき、ふたりがかりで」問題に取り組もうとする、という彼らなりの〝解決法〟が出てくる。

実際に、そういう解決法を直感的に見出し、とにかくしがみつける相手を求めることだけに必死になっている人もいる。また、境界例の人たちというのは、今の周囲の状況への適応力はとても高いので、まわりの人たちから見ても放っておけない魅力がある。だから、境界例の人には「この人のために何かしてあげたい」と思って親切にしてくる友人や恋人が現れることが多い。そうすると境界例の人たちは、「自分の心の容器が小さい分、この人に支え励ましてもらわなければならないのだ」と直感的に感じ取り、相手に気に入られようと最大限の努力を払う。そうやっても「嫌われたらどうしよう」という不安が押し寄せ、「私のこと捨てない？　もう嫌いなんじゃない？」と何度も確認してしまう。これは、心理学用語で〝しがみつき〟と呼ばれることもある。

〝しがみつき〟が起きると、相手は最初は「こんなに自分を頼ってくれているんだから、なんとか守ってあげよう」と使命感に燃えるが、そのうち重荷に感じたりうっとうしくなったりすることも出てくる。敏感な境界例者たちはそれを感じ取ると、「どうしよう⁉」とパニック状態になり、ますます強く〝しがみつき〟を始める。ここで相手から「もう面倒見きれない」と本当に関係を切られてしまう場合もあるし、相手も音を上げて「わかったよ、絶対に嫌ったりしないから安心しなよ」と〝永続的な関係〟を約束してくれることもある。

しかし、いずれにしても問題は本質的には解決していないことは明らかだ。もし、友人にしろ恋人にしろ、自分以外のだれかが不安定さを自分にかわってすべて抱えてくれたとしても、それはかりそめの安心にしかすぎない。もちろん、荷物を半分だけだれかに背負ってもらうのはよい方法だとは思うが、残りはやっぱり自分で背負えるようにしなければならない。

だから、境界例の人にとっていちばん大切なのは、しがみつける相手を探すことではなくて、自分で自分を支え、慰める力をつけること。それに尽きるのだ。ことばをかえれば、「心の容器を少しでも大きくし、薄い壁をきたえること」となるかもしれない。

ではいったい、どうやれば「心の壁をきたえる」ことができるのだろう？　私は、まず自分の不安やブルーな気分がどこから来ているかを知ることだ、と思う。最初にも言ったように、境界例の人たちがいつも不安定だったり落ち込んでいたりするのは、それだけひどい人間、ダメな人間だからでは決してない。彼らは、自分の中にある小さなダメの原因を拡大解釈して、「もうすべてダメだ」と思いこみやすい人たちなのだ。そのことをまずよく理解すること。そうすれば、「あぁ、もうダメだ」と世の中がすぐ真っ暗になってしまう自分の考え方そのものが問題なのかも、とわかってくるのではないだろうか。

ダメなのは自分自身ではなくて、小さなダメでおびえてしまう自分の考え方、感じ方の方にあるのだ。

それを頭でひとまず受けとめるだけで、次に「私ってどうしてダメなんだろう？　世界でいちばんダメなやつなんじゃないだろか？」とパニックに陥りそうになったときにも、「落ち着いて。まだ本当にダメなわけじゃなくて、私の心の壁の薄さが〝ダメ〟を膨大に感じ取らせているだけかもしれない。現実にはそれほど〝ダメ〟じゃないかもしれない」と言い聞かせることもできるのではないだろうか。

そうやって自分を落ち着かせることができれば、心の壁は少しずつきたえられていくものなのだ。

境界例は人格の根深いところから生まれているので、すぐには治らない、という人もいるが、私はそうではないと考えている。心の壁は自分でもちょっとずつならきたえられる。自分で自分の不安定さを抱え、支えてあげることもできる、そう思っている。

原光景

原光景とは、簡単に言えば「両親の性行為のこと」だ。親の性行為は、それじたいショッキングであるとともに、それが「私はどうやってできたの？」という問いへの答えであると知ったときにさらに大きなショックを受けることになる。原光景は、性行為そのものの目撃ではなくても、それを思わせる音や光、あるいは動物の交尾なども含まれると考えられている。

このことばを用いたフロイトは、原光景に接した子どもは、まず不気味さや恐怖を感じると考えたが、同時にある種の性的な興奮も覚えるはずだとした。しかし、子どもははじめて感じる性的な興奮に自分で対処できないので、それはトラウマとなって心に残ることになる。そして、後になってからの子どもの心にもさまざまな影響を与えると考えた。

「私はそんなこと覚えていない」と言う人も多いだろうが、実際にはこの原光景はさまざまな幻想に姿を変えて多くの子どもが体験していると考えられている。たとえば、フロイトの報告した有名な症例で「狼男」という通称で呼ばれている患者がいる。彼は、3歳半のときに見た夢の中の狼に対する恐怖症の治療のため精神分析に通っていた。その夢とは、「6匹か7匹の青白い狼が窓の向こうの大きなくるみの木に座っている」という夢を見て、「この狼に食べられてしまうのではないか」という恐怖にとりつかれたのだ。

フロイトはこの夢は、両親の原光景を目撃したときの父に対する恐怖の再現だと解釈した。母に襲いかかるような父の姿を垣間見た彼は、「あの母親のように父に愛されたい」という同性愛的な欲求と、「父親に愛されるということは自分も母親のように女性になってしまうのではないか」という去勢不安とをそのときに感じ、それが「父＝狼に食べられる」というイメージとなって現れたと考えたのである。

原光景がきっかけで、同性愛や去勢不安を自覚する。あるいは子どもが性的興奮を覚える……。ここまで深い解釈をすると、かえってわかりにくさを感じてしまう人もいるかもしれない。私自身は、この原光景に関しては、もう少し違う考え方をした方がいいような気がしている。それは、冒頭で話した第二のショック、「こうやって私はできたのか」と気づく衝撃により重きを置いてみるという考え方だ。

私が小学6年のときに、こんなことがあった。友人の家に赤ちゃんが誕生したのだ。その年になると性行為についてのおぼろげな知識もあるので、クラスの男子は「おまえのうちの親は、あんなことをしたから子どもができたんだぞ」とはやし立てた。すると友人は泣きながら、「私は親と同じ部屋で寝ているけれど、ウチの親はぜったいそんなことしていない」と否定した。男子は「じゃ、どうやって赤ん坊なんてできたんだ」と追及する。「精子と卵子の受精」についての理解はあった彼女は、「寝ているうちに、父親の精子が体を抜け出て自然に母親の体内に入り込み、受精が起きるのだ」と泣きながら主張していた……。

彼女は、どうして泣いていたのだろう？　自分の愛する両親が、そんな〝淫らな〟行為をしていると認めざるをえなかったからだろうか？　それもあっただろうが、おそらく今にして思えば、赤ん坊がなぜ生まれたのか、つまり自分自身がどうやってできたのか、その起源を追求しなければならないということの痛み、苦しさに泣いたのではないだろうか。そこでムリやり、「母の卵子と父の精子が性行為を経ずに受精する」という物語を作り上げたのだろう。

精神分析家の新宮一成氏も、著書『ラカンの精神分析』（講談社現代新書）の中で、自分自身の起源の問題とからめて原光景のことを述べている。ここだけ取り上げるとやや理解しづらいが、引用してみよう。

「……こうして、精神分析を、自らの生命的根拠を問うための象徴系列の再生産精神分析における『原光景』という重要な概念も、この文脈の中で理解することができる。原光景が外傷的であるのは、道徳的であるべき親がそこで性的な営みをしているからというだけではない。むしろ、主体が、自らの生存の始まりを尋ねてゆくとき、それ以上は先に進めない闇にぶつかって、やむなくそこにそのような映像を置かざるを得ないということが外傷的なのである。本来の外傷は、我々の一人一人が、自らの生存の始まりを、もはや直接には体験できないということである。

直接に体験のできない自己の起源に代えて、生物学的な生存の始まりと見なされる光景を置くことによって、自己の起源を確認する。」

ここで新宮氏が言おうとしているのは、たとえ原光景を目撃としたとしても、人は自分の起源については永遠に確認することができないということだ。今はビデオが普及しているから、自分が生まれた瞬間の映像を見るということも不可能ではなくなった。また、これはありえないことかもしれないが、自分が受精したときの両親の性行為そのものを映像で目撃することもできないことではない。しかし、たとえそれができたとしても人はそれでも、「私はどこから来たの？ 本当にこの親たちの子どもなの？」と悩むことになる。「人間は自己の始まりを手に入れることはできない」と新宮氏は言う。それこそが、人間にとって最大にして一生、癒えることのない心の傷なのである。しかも、そのとりあえずの解答として用意されているのが、あまり見たいものではない親の性行為。それで人は、余計に傷つくことになる。

小学生のときに親の性行為を否定して泣いた私の友人は、今では3人の子どもの母親となって子育てにいそしんでいる。彼女は、自分の起源としての原光景を受け入れることができたのだろうか。それとも、それでも「私の始まりってなに？」という闇に今でもときどきぶつかっては、それなりに傷ついているのだろうか。機会があったらきいてみたい気もする。

喪の仕事

愛する人や大切なものを失うこと。家族や先輩、友人との死別、失恋、あるいはリストラや倒産による失職。または、住み慣れた家を壊したり住んでいた町がなくなったり。生きていればだれもが体験することではあるが、やはりできれば避けたいことであるのは確か。心理学では、「愛する者を失うこと」を対象喪失と呼ぶ。

こういった対象喪失に伴って人間の心に生じるメカニズムを、フロイトは「喪の仕事」(mourning work)と呼んだ。フロイトによれば、愛の対象はすでに失われているのに、「愛する」という気持ちや対象に向かうエネルギーの流れ（備給）が内面の幻想世界ではいまだ残っている、というそのギャップの苦痛こそが「悲哀」であると説明する。だから、悲哀から立ち直るためには、そのエネルギーの流れを断ち切らなければいけないということである。

しかし、私たちはいったいどうやってそんな仕事をすればよいのだろうか？

多くの心理学者は、この仕事は自分からするものではなく、どんな心にもそれを自然に成し遂げる力が備わっている、と考えている。

たとえば、ボウルビーという心理学者は、心が行う「喪の仕事」の段階をさらにくわしくこう分ける。
①客観的には対象は失われているのに、そのことを認めようとしない否認の段階。さらには、「あの人は死んでなんかいない！　そんなこと言うのやめてよ！」とまわりの人に抗議する抗議の段階。
②対象の喪失は認めるが、それとひきかえに激しい絶望、失意、不安などが起こる抑うつの段階。それがさらに深まる絶望の段階。ここでは、「なぜ私だけがこんな目に！」と怒る人、無感覚、無感動の虚脱状態になる人、「取り戻し」の奇跡を願って宗教的な努力に走る人もいる。
③愛の対象を失ったということを次第に受け止め、その事実と和解し、さらには新しい愛の対象を発見する離脱の段階。
これらいくつかの段階は、程度の差こそあれ、どんな場合でも順番に起きるものであり、省略することはできない。しかし、すべての段階をきちんと踏まえていけば、たいていの場合には、きちんと最終的な回復の段階にまでたどり着くことができるはずなのである。

それには、それなりの時間もかかるし、各段階ごとの苦しさや心の痛みもともなう。それでも、悲しむときにはきちんと悲しみ、怒るときにはきちんと怒れば、心はひとりでに立ち直れないとさえ思ったほどの喪失からも少しずつ立ち直っていく。心には、そういった喪の仕事をするだけの力が、だれに教えられたわけでもないのに、備わっているものなのだ。心理学のいろいろな理論は、そう説いている。

とはいっても、いくら年月がたっても悲しみが癒えない場合、または絶望が深まるばかりで生きているのもつらくなる場合も、ないわけではない。そういうときには、喪の仕事が正常に行われていないのだろうか。フロイトは、うまく喪の仕事が行われないときには、その人は愛の対象の喪失を自分自身の喪失と同じくみなしてしまっていると考えた。「あの人がいなくなって寂しい」と思いこんでいる人も、実は「私がいなくなって寂しい」ということで苦しんでいるというのだ。「あの人を失ったのはつらいが、私は私」と自分と他人との間に線を引くことができる能力や強さが、そういう人の心には備わっていなかった、ということだろう。

そうやって考えれば、「私は私」と自己がある程度、確立した人であるなら、人はどんな悲しみからも立ち直れる、ということになる。しかし、現実にはそうはいかない。それは、心が喪の仕事を十分にできるような、つまりゆっくり悲しみに向き合えるような環境がなかなか現実の社会生活の中ではない、というところに原因があるのではないかと思われる。

悲しんでいる人に向かって私たちは、よく言う。「あなたが早く元気になるのが亡くなった人への供養になるのだから」。また、励ますつもりでこんなことも言う。「さあ、忙しいんだから、いつまでも悲しんでばかりはいられないよ」。あるいは、「早く新しい人を見つけなさいよ」とだれかを紹介しようとする人もいるだろう。そうすると、誠実で良心的な人ほど、「みんなのためにも早く立ち直らなければ」と自分の悲しみを打ち消そうとする。あるいは、「早く忘れなければ」とムリやり新しい恋人を作ろうとする人もいるだろう。

そうなると、心は行うべき喪の仕事を成し遂げることができず、それは途中の段階で保留になったままとなる。すると、悲しみや絶望もそのまま〝棚上げ〟になってしまうのだ。そして、一見、すっかり立ち直って仕事や新しい恋に打ちこんでいるように見えていたのに、ある日、突然、激しい不安状態に陥ったりパニックが起きたりすることもあるのだ。あるいは、ちょっとしたきっかけでフラッシュバックが起き、喪失直後の状態に逆戻りしてしまう場合もある。また、そこまで強烈なことは起きなくても、元気に仕事や恋をしているはずなのに、今ひとつ楽しくない、充実できない、といった軽い不全状態が続くという人もいる。

耐えがたい悲しみやつらさに直面したときは、それを打ち消すためにも新しい幸福を。これはだれもが考えることだが、私はそこで「ちょっと待って」と言いたい。もちろん、早く立ち直るために新しい現実に向かうのは大切なこと。でも、その場合でも、心がゆっくり喪の作業をこなせるように、悲しみや苦しみ、絶望がおそってきても驚かないでその感情を受け止め、次の段階に自然に移行できるように心の余裕を持ってほしい。そうすれば必ず悲しみは癒え、失った人やモノともまた新たな関係を築いた上で、新しい現実に向かい合うエネルギーを得ることができるはずだから。心の喪の作業をさせてあげて。ちょっと文学的すぎるかもしれないが、私はそう思うのだ。

「香山ココロ週報」の日記から　２０００年７月〜10月

7月2日（日）

朝、『ザ・サンデー』の収録へ。埼玉県の川越保健所が、検査ミスで「ハムよりO-157が検出された」というニュースに対するコメントを求められ、「うーん、業者の人たちのダメージは相当ですよね」と情報量ゼロの発言をしてしまった。あたりまえだっちゅーの（フルイ）。

『テレビジャーナリズムの作法——英米のニュース基準を読む』（小泉哲郎著、花伝社）というシブいブックレットがあるんですが、それにはコメンテーターの役割として「専門的知識をわかりやすく解説すること」とある。「ふつうの人のおしゃべりになってはダメ」と。

私ってマニュアル世代なもんで（世代のせいにするのは卑怯だけど）、それが頭にコビりついていて、「殺人事件……本当にコワイですね」みたいな5才のお子サマでも言えるようなコメントを語っちゃったらどうしよう!?　と強迫的におそれている。でも、そう思えば思うほど、言っちゃうんですよね。情報量ゼロのゼロ・ビット・コメント。

配給のお弁当をデカいカバンに突っ込んで帰ってきたら、煮物の汁がもれて二重の落ち込み。

7月3日（月）

今日はすんごい本に出会った。それは、大内史朗の『山谷崖っぷち日記』（TBSブリタニカ）。

朝、毎日新聞をナナメ読みしていたら、開高健賞の授賞式の記事が載っていた。東京・山谷地区にこもり続ける生活を描いた〝現代の方丈記〟ともいえる同書が正賞を受賞したにもかかわらず、著者の大内氏は欠席。主賓なき授賞式となったが、選考委員は「やっぱり」と妙に納得していた……というようなことが書かれていたのだ。

こんな書かれ方していたら、興味そそられないわけにはいきませんよねぇ。居ても立ってもいられなくなって、移動時間にムリやり書店に寄って購入。夜、早々に仕事を切り上げて読み耽ってしまった。

いやぁ、期待通りのすごさ。大学を卒業したけれどどこに就職しても長続きしない大内さんは、あらゆる人と関係を絶って尼崎地区を経て東京・山谷の通称ドヤ街に。そこでは、畳1畳分のベッドだけが大内さんに与えられたスペースだ。でも大内さんは、「畳1畳というのは意外に広い」とその〝広さ〟や使い方、そこから観察できるものを延々と述べる。

そこにはある種の諦観こそ漂っているものの、後悔も恨みもあるいは開き直りもない。ただただ淡々と自らの状況を受け入れ、鋭い観察眼でその目に映るものを語る。私は反射的に、「モロイ」や「マーフィ」といったベケットの小説を思い出した。

そんな大内さんは、書きとめた日々の様子をまとめて開高健賞に応募する。その動機や経緯はさだかではないが、それは功名心ともお金ほしさともおそらくは自己表現の欲求とも違う、ほとんど〝生きる〟とイコールの自動的な行為だったのだろう。

そして、いざ受賞はしたものの、結局授賞式は欠席。うまくは言えないが、私と地続きのところに大内さんが今日もひっそりとでも確かに生きていると想像するだけで、何となく心が落ち着いてくる。決して明るくはない本だが、日々、いろいろなことに心や感情をかき回されて生きている私のような人に、ひとりでじっくり読んでみることをおすすめしたい。

7月6日（木）

仕事のあと、『ラブ&フリーク』（北島行徳著、文藝春秋）の書評を書く。これまたすごい本ですよ。本がすごいというより、出てくる人がすごいんだけど。

北島さんというのは、障害者プロレス団体「ドッグレッグス」のリーダー。講談社ノンフィクション大賞を受賞した『無敵のハンディキャップ』を読んだことがある人も、たくさんいるでしょう。

それに続くこの『ラブ&フリーク』は、ズバリ、ドッグレッグス内に生まれたさまざまな〝愛〟について語った本。愛といっても、男女の愛だけじゃなくて師弟愛とか同志愛とかもあるんだけど、とにかくすべてが濃い。ねちっこくてドロドロしていて、それでも離れられない人たちの物語。その中には当然、障害者も健常者もいるんだけど、そんなことどうでもいいや、というほどの息苦しさ。

もちろん、施設の職員の女性と重い障害を持った男性がカケオチ同然で結婚し、仲間の助けを借りて出産する章など、〝感動物語〟として読めないこともないんだけど、それにしてもその男性は大酒飲みの女装マニアなんだからなぁ。「それでも好きになっちゃった」「やめた方がいいかもしれないけど、離れられない」という人たちの物語。

「かかわる人を最小限にして生きていく」という大内さんの「崖っぷち日記」とはずいぶん違うけど、こちらも読んでみてくらさい。

7月8日（土）

朝、読売テレビの『ウェークアップ！』へ。終わってからスタッフ交代のちょっとした宴会が食堂であるが、そういうところではあまりパクパク食べられないは、いつものオニギリやサンドイッチをもらいそこねるはで、ちょっとした失意のうちに局を後にする。

夜はある集まりで同席した免疫学の権威・多田富雄氏と、大船から品川まで同じ電車で帰ることに。

もうみなさんお気づきとは思うが、私は悲しいかな、権力とか権威に抵抗を感じながら実はそういうものにとても弱くて、自分でもイヤになってしまう。そればかりじゃなくて、多田先生は柔らかな物腰、威圧感のない話し方、おしゃれな麻のスーツに蝶ネクタイ、となんだか天上人のような方で、プロレスや弁当の話をするわけにもいかず、私は超緊張してしまった。

品川駅で「では、おやすみなさい」と電車を降りたあと、改札を出て急いで構内のコンビニにかけ込み、クダラナイお菓子などを大量に買い込んだ私。しかも、店を出たあとでここが改札の外であることさえ忘れ、駅員さんに「あんのぉ、切符をなくしたみたいなんですけど」と言って、「じゃ、今はどうやって出たの？」と笑われた私。

もう布団をかぶって寝たい。

7月9日（日）

日中、宮台真司さんが少年問題について語る『サンデージャングル』のコメントをビデオ収録するため、テレビ朝日に行く。少しでも宮台さんの積極的な活動の役に立てれば、という思いで今回はすべてパスしていた〝17歳の犯罪〟について語ることにしたのだが、全然うまく話せない……。

これじゃ、宮台さんの足を引っ張ることに⁉ でもこれって、フロイト的に言えば、「本当は足を引っ張りたい」と無意識が願っている〝失錯行為〟というヤツではないか、ああ、私ってそんな小さな人間だったのか……などと次々に余計な考えが頭に浮かんできて、さらに混乱。

7月10日（月）

夜、ある会合に出席。途中でひとりずつ「近況を述べる」ということになる。私はこれがすごく苦手だ。「いつものように仕事して、朝は『日刊スポーツ』買って夕方は『東スポ』買って、月曜には『スピリッツ』を買って木曜には『モーニング』を買って」くらいしか思い浮かばないからだ。

つまり私の生活の基本は「反復」。「変化（しかも良い方への）」とか「発展」はめったにない。自分としてはそれは全然、イヤじゃないんだけど、社会的な場面に出るとこれはマズイのか、と思い知らされる。こういうとき、少しずつ上達する趣味があったり少しずつ大きくなる子どもがいたりすると話すことがあっていいだろうなぁ、などと安易な考えが浮かぶ。

7月11日（火）

夜、時事通信社主催の「21世紀フォーラム」というすごい名前の会に行く。「新しいパートナーシップ」というテーマで、生物学者の中村桂子氏と対談をするのだ。

中村さんはバリバリの分子生物学者として活躍しながら、生物学に歴史や文化の考えも織り込んだ「生命史」という新しい概念を提唱した人。人間に関しても「地球上に太古の昔から暮らしてきた多様な生きものの一員」という視点から考察を続ける。

もちろん、対談とは言っても私が中村さんと議論などできるはずもないので、インタビュアーに徹することに（私はほら、プロレスマニアだから、リング上での自分の役割がある程度明確になれば、それをギミックとしてこなすことはできるのだ）。

中村さんのお話によると、生命の歴史は35〜38億年と言われるが、生きものが有性生殖を始めたのは22億年前。分裂を繰り返して増える無性生殖に比べればずっと効率が悪い有性生殖をなぜ生きものが選んだかといえば、それは多様な個体を作るため（分裂では元の個体が際限なく増えるのみ）。だから、せっかく多様性を生み出すためにオスとメスがいるのに、性差別をするとか、逆に「性差はないんだ」と言い張るとか、そういうのは生きものの歴史から見ておかしなことなのだ。

目先のことしか考えられない自分が悲しくなったが、「コンビニの冷やし中華食べ比べ」という思い切り目先の目的を遂行するために、気を取り直してわざわざ家から遠いコンビニに寄って帰る。

7月13日（木）

夜、ホテルの「女性文化セミナー」で講演。こういう向学心あふれる女性たちへのお話、というのはとても苦手なので（何もかも苦手、と言っている気もするが……）何度もお断りしたのだが、依頼してきた方がとても熱心だったので出かけることになったのだ。しかも、この講演はチケット制で、みなさんお金を払って聞きに来られる。

ずっと前にも書いたことがあるのだが、クライアントと料金を含めた契約をして始める精神分析はコスト・パフォーマンスという問題を重視していて、中には保険診療をしていても「実際の医療点数上は○千円いただいているわけだけど、今日の面接はそれに値するものでしたか？」と確かめる医師もいるらしい。私は分析家じゃないんだけど、そういうのを読んでから〝料金に見合った仕事〟をしているだろうか、と自分でよく考えるようになった。診療だけじゃなくて、料金に見合った原稿、講演、コメントなど。

でも、中にはいろいろな考え方があって、「中身に見合わない料金」の方が人を納得させることもあるらしい。昔、北海道で受け持っていた患者さんの家族に農協の人がいたんだけど、雑談の中でこんなことを教えてくれた。

「東京の人ってフシギですねぇ。ウチあたりで作るリンゴジュース、750mlで500円くらいで十分利益が出るんだけど、東京じゃ1本1000円にしとかないと売れないんですわ。1000円の方がありがたがられるんですね」

なんとなく気持ちはわかるけど……いいのか、これで⁉

7月14日（金）

国立青少年センターのボランティア専門研修で話をすることになり、熱心な受講生を前にしてものすごく緊張しながら話をして帰ると、テレビで芥川賞と直木賞の受賞者を報じていた。芥川賞は町田康さんと松浦寿輝さん。

その名を知っている人はどれくらいいるか知らないけれど、学生時代の私に「あー、ペンネームは香山リカでいいよね？」と〝命名〟してくれたのは、山崎春美さん。当時、その山崎さんのところでときどき顔を合わせていたのが町田康さん。

その頃はミュージシャンで町田町蔵と名乗っていたんだけど。坊主頭でカッコよかったです。

で、もうひとりの受賞者の松浦さんはやっぱり同じ頃、ミーハー大学生の私が「浅田彰さんと松浦さんのゴダール論聴きに六本木のシネヴィヴァンに行かなきゃ」なんて言ってたという、そういう人です（説明になってないか）。

あの頃（つまり今から16、7年前）はすごく楽しかったけど、「こういう喧騒の中にいて、私ってやつはいったい何がしたいんだ？」とやけに苦しい時期でもあったな、私には。今から思うと何が苦しかったかもわからないんだけど。

そういうわけで、大学を卒業するのと同時に、実家のある北海道に戻っちゃった。「リセットしたい」というやつですな。でも、戻った先では研修医としての仕事はなんとかやっていたものの、たまに実家に帰ると「はあ～」とタメばかりついていて、親も「なんなの、この子は!?　東京でチャラチャラやってたかと思ったら突然、戻ってきて、いきなり暗くなっちゃって」とイライラしたらしい。

いやー、思い出すだけで顔から火が出そうな恥ずかしい過去。よくいるタイプの、決して今の状況やまわりの人に感謝することなく、「こんなはずじゃあ」と運命を呪ってばかりのカン違いワカモノ。それが私だったんです。

じゃ今は、いくらかマシになったというのだろうか？　昔よりは怒りや呪いのエネルギーがなくなって、「ま、いいか」とヘラヘラすることが多くなっただけで、基本は変わりないのでは……。テレビで受賞のインタビューに答える町田さんの顔を見ているうちに、そんなオソロシイことに気づきそうになってしまった。

あわてて頭をブルブルと振って、中原中也の「帰郷」という詩を思い出し、「私って何をしてきたの？　とキリキリ悩んでいた人は、昔から大勢いるんだから」とゴマかすことにする。ふるさとに帰ってせっかくいい気分になっている中也の聞いた声。

あゝおまへはなにをしに来たのだと……吹き来る風が私に云ふ

7月15日（土）

10時になるや否や、「ちょっとトイレ」などと何度も仕事をサボって席を立ち、電話をかけ続けていたのに、結局買えなかった「ノア」のチケット（いや、単にまたプロレスの話です。10分で売り切れたそうで。でも、プロレスのチケットが買えないなんて経験は、私にとっては初めてでじゃ）。

夜は、一応、リングドクターってことになってる障害者プロレス団体「ドッグレッグス」の興行へ。結局は始まりも終わりもプロレスな一日ってこと？

ここのリーダー、北島さんの出した『ラブ&フリーク』（文藝春秋）については前にもちょっと触れたが、内容についてもう少しくわしく述べてみよう。前作『無敵のハンディキャップ』は、プロレス団体設立までの経緯が中心だったけれど、今回の本は主に〝リング外の人間関係〟にスポットがあてられている。これがまた、濃いんだ。

たとえば今回の興行では「女子プロレス髪切りチェーンデスマッチ」というのが行われて、敗者となったジャンボーグ栄子は、手が使えない勝者〝洋子ちゃん〟に代わって健常者のミズホさんという女性の手で丸刈りにされた。実は、このミズホさんとチェックのワンピース姿の障害者〝洋子ちゃん〟は、実の夫婦。ふたりの間には、かわいい男の子もいる。

……ときけば、いやでも「どういうこと？」と興味がわいてくるでしょ。でも、一方で「〝不幸だけどとても純粋〟なはずの障害者に〝それ、女装なの？〟、〝奥さんは健常者？〟なんて下世話なことをきいちゃ、悪いし」という気もするんじゃないか、と思う。

『ラブ＆フリーク』には、ミズホさんと〝洋子ちゃん〟の愛の話もくわしく書かれている。北島さんは「この集団内の人間関係に下世話な興味がある？　どうぞ、どうぞ」という姿勢なのだ。でも、そう言われて〝のぞき見気分〟でおずおずと読み始めた人も、彼らのふつうといえばふつう、でもやっぱりちょっと濃すぎる人間関係のドラマに夢中になるはず。

しかも、「ここまで書くか!?」と思っても不思議にブラックな気分にならないのは、北島さんを始めとするメンバーの人徳ってやつか。みんな基本的には明るいんだけど、それは目がキラキラした押しつけがましい明るさとは違う。

動機は「え、健常者の女性と重度の障害を持つ男性とのケッコンってどういうこと!?」とでもなんでもいいので、読んでみてください、『ラブ＆フリーク』。

7月18日（火）

いやー、人生ってすばらしい。……といきなり言われても、わけわからないでしょう。

ここから先はプロレス好きじゃない人は、飛ばして読んでくださいね。

前日、17日は富山市で全日本プロレスの興行があって、そこには諸般の事情で脱退したノア軍団（というか川田と渕以外の元全日本の選手）も出場したのです。私もその日は講演で富山泊、早朝、帰京するために富山空港に行くと、そこに三沢、ラッシャー、田上らノアの選手たちの姿が。彼らも東京に戻るところだったんですね。

　全日をやめちゃった彼らに対しては若干、複雑な思いがあるとはいえ、レスラーをリスペクトする私はあまりの緊張に体が硬直してしまった。でも、勇気を出して（？）田上選手に握手なんかしてもらいました。

　この驚き、喜びをだれに伝えればよいものか。2年くらい前、高橋源一郎さんのエッセイなどの影響もあり、カンパニー松尾監督などの〝社会派ＡＶ〟にけっこうハマっていた時期があったんだけど、その頃、テレビの打ち合わせをしていたある喫茶店で監督本人を目撃したことがあった。

　そのときも「この驚きをだれかに伝えたい」という気持ちでいっぱいになったのだが、テレビのスタッフは連絡のために席をはずしていて、そばにいたのはよりによって共演者の大林宣彦監督だけ。でも私は、「大林さん、カンパニー監督がいますよ！」と言っちゃいましたよ。大林さんは、「私は若い映画人の名前をあまり知らなくて……すみません」と申し訳なさそうに謝られていましたが。ひとり旅の富山空港ではそういうことすらできず、静かに驚いていました。

7月19日（水）

　昨日は富山空港事件（？）のインパクトがあまりに強く、それ以外のことを書けなかったのですが、実はメインイベントは夜にあったのです。新宿の「ロフトプラスワン」というトークライブハウスで、『ユリイカ』がカンヌ国際映画祭で高い評価を受けた映画監督の青山真治さん、それから宮台真司さん（どっちもシンジ。そういえばエヴァの主人公もそうか）と公開座談会をしたのだ。

『ユリイカ』は3時間半を超えるモノクロの超大作なんだけど、バスジャック事件がモチーフになっていることから、現実の事件とのシンクロが話題になりましたよね。

　映画では、バスジャックで生き残った兄妹と運転手が時間を経てから再会して、バスに乗って擬似家族のように不思議な旅を続けていく。みんな一見、ふつうの市民に見えるんだけど、何か肝心なところに〝穴〟があいているという感じ。

　何のために、何がしたくて旅を続けているのかもわからないのだけれど、バスがひたすら単調な道を走り続けるモノクロ映像を見ているうちに、頭がぼーっとしてくる。まさしく軽度のトランス状態。

そしてその間に起こるいくつかのエピソードの断片をながめているうちになんとなく、「人はやっぱり……殺さない方がいいかも」といった宮台さん言うところの〝倫理〟をスクリーンの上の人たちと共有できるようになる。もちろん、説教じみたところなんかひとつもないんだけど。

ある意味、〝教育的〟ともいえるこの作品を作った青山監督はまだ36歳。宮台さんが「こういうコンセプトをどうやって思いついたのですか」と尋ねると、映画みたいにゆったりした調子で「いや、別に……。ふつうに『ニュース23』見たり、宮台さんや大澤真幸さんの本を読んだり……」と言っていた。大がかりな情報網があるわけでも、優秀なブレインがいるわけでもないのだ。

宮台さんは、マンガ家の山本直樹さんもそういうタイプだと言っていた。限られたふつうの情報から、現実を先取りするような作品を生み出すこともできる、ってことだ。

おそらくいちばん新しい情報、着想はトウキョウを起点とした中央集権的な構造の中で伝わるのではなくて、同時多発的に全国各地に瞬間的に伝わるのだろう。

私がこのことをいちばん最初に感じたのは、大学生時代、ゲームセンターに集まるゲーマーのレベルが東京でも帰省先の北海道でもほとんど変わらないのを目撃したときであった。出たばかりのゲームなのにすぐに最終ステージまで行ける人は、東京にもいるけれど同時に地方都市にもいた。解法は東京や大阪などからだんだん地方に伝わっていくのではないのだ。

あまりよい例ではないかもしれないけれど、北海道の病院に勤めたときもそう感じた。学会で「都市にはこういう新しい病像が出現している」などと報告されるような事例は、北海道のなんとか半島の小さな村でもすでに少数ながら発生しているのだ。既成の情報網を介さずに、ある病理——病理も情報だとするならば——が全国に飛び火して各地でいっせいに姿を現す。そういう印象だった。

情報や病理と青山監督をいっしょにすることはできないが、彼のやったことが「世界の先駆け」と認められ、海外の映画人にも大きな共感を呼ぶことができたのにも、これらと似たような側面があるのではないだろうか。

この『ユリイカ』、一般公開は12月とちょっと遅いのだが、ぜひ見てみてください。

7月21日（金）

今日はキビシイ取材があった。雑誌の「精神科医は読みすぎ、語りすぎなのか」という特集。事件があるたびに精神科医がメディアに登場して犯人に病名をつけたり、まだ見つからぬ犯人の「プロファイリングごっこ」をするのはいかがなものか、というもの。

このメルマガでもその問題についてはさんざんお話して、みなさんからもたくさんご意見をいただいていたので、それものすごく参考にしながら「精神科医が診察室を出て、社会に向けて発言するのは無意味ではない。でも、言えること、言えないことがあるのは事実。それに、メディアでの発言の内容や水準が即、一般臨床の場での医療の内容や水準とイコールとは思わないでほしい」というお話をしました。

でも、こういったことを結局、またメディアで私が話している、というのは構造的に矛盾があるよねぇ。自分で額に傷つけて流血して「やられた！」と騒いでいる昔のプロレスラーみたいだ（ああ、すべてがプロレスの比喩に）。

7月22日（土）

今日と明日は「分裂病ワークショップ」という比較的、小人数の精神科医の研究会に参加。その内容などについては、また来週にまとめてお話します。

ところで朝、みなさんからのメールをチェックしていたら、ここでも紹介した舞子さんのサイト「バブルの逆襲」が閉鎖された、というメールを発見。あわてて舞子さんのサイトに行ってみると、すでに過去ログも消去され、閉鎖のごあいさつ文だけが掲げられていた。

舞子さんのサイトは、現役ソープ嬢の目から見たユニークな人間観察記であり、同時に一生懸命、自分らしい人生を送ろうとするひとりの若い現代女性の切実な手記でもある、というところが魅力だったわけです。もともとは舞子さんが完全に私的な気晴らしの目的ではじめたもの。

ところがだんだん人気が出てきて、固定ファンもつくようになり、ついには一冊の本となって出版、テレビや雑誌も取材に押しかける……となるに従って、執筆が個人の楽しみから〝使命〟みたいになってきてしまった。また、好奇心や悪意から彼女の勤めているお店などを暴こうとする人も増えてきた。「私人」でいたかった舞子さんは、その目的で始めたホームページのためにいや応なしに「公人」にならざるを得なくなってしまったわけです。

これって、皮肉な話ですよね。そして、彼女の日記の面白さをたくさんの人に伝えたい、と思っていろいろなところで宣伝した私も、彼女を苦しめる原因の片棒をかついだかもしれない……。フクザツな気持ちです。

でも、私に舞子さんのことを知らせてくれた方のメールには、「無事に閉鎖できてよかったです」という彼女への思いやりにあふれた言葉が書かれていました。「もっと書いてほしかった。残念」とは言えるけど、「よかったです」とはなかなか言えないよね。

7月23日（日）

昨日に引き続き「精神分裂病　臨床と病理」ワークショップに参加。日ごろ分裂病臨床に携わっている精神科医たちの熱のこもった発表が続く。

精神科医といえば最近は、多重人格やアダルトチルドレンを治療しているか犯罪分析をしているか、というイメージがあるけれど、実はほとんどの医師の仕事の中心は、分裂病の方の外来・入院治療。最近は「軽症化」が進み、早期にきちんと治療を受ければ決しておそろしい病気ではなくなった。

でも、まれに慢性化してしまう場合があること、罹病期間が長くなると仕事や家庭を含んだその人の社会生活全般が変化してしまう場合があることなどから、対応がむずかしくなるケースもある。

今回もそういういわゆる「慢性様態」からの回復の問題を取り上げた発表が多かったが、その中でも、ウィニコットという精神分析学者の理論を使っての治療体験を述べた大阪の精神科医の話は、とても興味深かった。

ウィニコットは、「病的な独立であり、怒りをともなった外的現実からの離脱であるひきこもり」とは異なる「ひとりきり」の大切さを説いている。「幼児がひとりでいられるためには、頼りになる母親がいつもいっしょにいることに気づいており、その信頼の中でしばらくの間はひとりでいることを楽しむことができるという経験が必要だという。

つまり、だれかといっしょにいてひとりきり、という状況を楽しみ、くつろいで遊ぶことができるようになる」と先生は言った。心を病んだ人の場合でも、治療者との信頼関係の中でこの幼児時代へこどもがえり（退行）することが成功すれば、「ひきこもり」とは異なるくつろいだ「ひとりきり」を安心して楽しむことができるようになる。まずそれを体験してもらうことから、次の治療が始まるのだという。

　こういう話っておそらく、医療者じゃない人にとってもすごく面白くて役に立つんじゃないか、と思うんだけどな。もちろん、症例のプライバシーには配慮しなければならないけれど、こういう「良質な精神医療のお話」をもう少しカジュアルな形で一般の人にも伝えることは、ムリなのかなぁ。学術雑誌や学術書に載せるだけじゃなくて。

7月24日（月）

いやー、まだ専門誌に載せる予定の論文が終わらない。締切りは○週間も前だったのに。でも昨日まで研究会に参加していたから仕方ない……、あー、ウソです、ウソウソ。

　昨日、研究会のあと、武道館にプロレス見に行っちゃったんです。だって天龍が10年ぶりに全日本プロレスのリングに上がったんですよー。……なんて言っても、編集者はわかってくれないだろうな。「あのー、あと残りの先生はふたりだけなんですが」と泣きそうなお声で電話をいただいたが、そこで「なーんだ、もうひとりいるのか」と安心してしまった私。

　この日記にときどき（いや、ひっきりなしに？）プロレスのことを書いていたら、読者の方から「町で橋本を見ました」などと〝プロレスラー目撃情報〟が寄せられるようになった。レスラーって全国を巡業してるから、けっこう目撃する機会はあるんですよね。タレントとも違うから意外に無防備にテクテク歩いてたりして。で、すんごくうれしいの、実物を見ちゃうと。

7月25日（火）

今日は、文系・理系を超えて共同研究をしている先生たちが計画している「テレビゲームとインターネットの有効利用」みたいな大規模プロジェクトを、ちょっと見せていただく機会があった。

「ゲームが少年犯罪を増やす」みたいに一方的に決めつけようとするのよりはずっと建設的だけど、「高齢者のネット利用を増やすために」とか「不登校などの若者を」といった〝分類〟そのものがすでに、自由で匿名性の高いネットの世界の性質と合わないのではないだろうか。

　大学とか行政機関とかが何かを作って、バーンと「さあ、ひきこもりの諸君よ、来れ！」なんて言われても、私だったらひいちゃうだろう。それだったら、関心あるテーマごとに出入り自由の掲示板を作ってる「2ちゃんねる」の方が、ずっと魅力的……みたいなことを熱く語ってしまったのだが、どれくらい通じただろーか。

7月26日(水)

午前中、成田市教育委員会の講演に行って、それから大学へ。

成田の中学は比較的、落ち着いているという説明であった。先日、「ロフトプラスワン」では宮台さんや青山真治さんと「東京に1時間くらいで出て来られる首都圏の都市に、〝どこにも行けない〟感が強い若者が多いのでは?」という話になったのだが、その仮説は早くも否定されたか。

7月28日(金)

大学があるときは近くの宿に泊まっているのだが、そこの人から、今朝「そういえば先週、この本をお忘れになりませんでしたか?」と一冊の文庫本をわたされる。『窃視者――タメ五郎ののぞき人生』(朝倉喬司著、幻冬舎アウトロー文庫)。はい、たしかに私の本です。先週読んでいて、ベッドのところに忘れてしまったんです。これ、とてもとてもいい本ですよ。「河原は、都市の無意識が死を分泌する空間だ」といった朝倉節が炸裂。黒田清さんも亡くなったし、最近はこういう現代社会の表もウラも見渡せる気骨あるジャーナリストが少なくなりましたねぇ……なんて言えるわけもなく、恥ずかしさのあまり「あ、あ、私の……かな?」なんて口走りながら、むしり取るように本を受け取ったのでした。でも、いい本なのでぜひ読んでみてください(と共犯者を増やそうとする)。

7月29日(土)

今朝の朝日新聞に、社会学者の姜尚中(カン・サンジュン)さんが、『「心の闇」より社会の病理追求を』という文章を寄せていた。

犯罪少年の「心の闇」を精神科医などが追求して解説することで「レッテル張り」が行われ、それが「逸脱者」たちをもう一度、追い詰める。それより少年たちへのまわりからの「適応強制」や、その結果生まれる「過剰同調社会」こそが問題ではないか。

「自由が行き過ぎて、ガマンできずに短絡的に行動する少年が増えた」という意見が多い中、日本はまだまだ「過剰な同調強制の社会」だとする説は、とても新鮮に見えた。

でも、それに続く姜氏の「過剰同調の果てに『私』という自己が揮発し、もうこれ以上同調の内圧に耐えられなくなったとき、真の意味での他者との対話を欠いている自己は、妄想上のグロテスクなもうひとりの自己を発見し、反転して凶行へと『切れて』しまったのではないか」という解説は、十分に〝心の闇〟に迫るものに見えたけど。

「精神科医Aはおかしい」「もっとおかしいのは精神科医Bだ」「いや社会学者こそが間違っている」みたいな論争が地味に続いているが、一歩離れたところから眺めてみると、だれもが似たようなことを言っているだけだったりして。それだったら、みんなで知恵を出し合って「どうしたらよいのか」を前向きに考えた方がよいのでは……。まー、プロレス団体だってすぐ分裂したり対立したりすることを考えれば、学者が「みんなで仲良く」なんてできないのもムリないか。

8月1日（火）

朝日新聞社・政治部の女性記者の取材を受ける。彼女は、とても頭の回転が早くしかも感じのいい人。仕事をする上では、「女性」という要素をまったく感じさせないし、こちらもそれを意識しなくてすむようなタイプだ。でも堅いわけじゃなくて、雑談になると「けっこうカワイイな」と思わせるようなところもある。

その彼女が今、「森首相に嫌われた官邸詰め記者」ということで、マスコミから逆に狙われる対象になってしまっている。森首相の評価はだれが見ても明白なので、もちろん彼女のことを否定的に取り上げるメディアは少ないのだが、「個人的怨みを買った女性」などとやたら〝個人〟と〝女性〟を強調した扱い方。あくまで仕事上のこと（つまり首相との問答や記事）なのに、いかにも「何かアル」って感じで。中には、彼女のプライベートな写真を隠し撮りしようとしているところもあるそうだ。

以前にも書いたように、私はなんでも「これはセクハラだ！」と決めつけ、性差にもとづいた発言がいっさいできなくなるという傾向に対してはちょっと疑問を持っているけれど、これはやっぱり明らかにセクハラでしょ。

よく「オンナであることで得をしてきたんだから、ちょっとくらいそういう報道のされ方をしたっていいじゃない」とか言う人がいるけれど、この記者はぜんぜんそういうことはないと思う。それなのに、こういうときだけ「森首相に誕生日プレゼントをせずに怨まれた女性」なんて言われたら、割に合わないよなぁ。

この「割に合わない」って、セクハラかどうかの重要ポイントのような気がする。専門家にはまた「甘い!」と批判されそうだけど。彼女みたいなすぐれた人が、一時の好奇心の標的になったことで仕事を続けられない状況になったら、どうするんだろ。

夜は、栃木県氏家町で、ご当地の教育者兼作家・永山彦三郎さんとの公開対談。たまに講演に行くと、今「子どもたちをどうすればいいか」という問題について真剣に考えている人がいかに多いか、ということに驚かされる。質問もその問題に集中。

8月5日(土)

今日はすごいことになった。

朝、横浜で開かれる日本SF大会(ZERO—CON)に行ってお話しする予定だったのだが、なんと東京駅から飛び乗った新幹線が、横浜に止まらないやつ。そのまま名古屋に行くことになってしまったのだ。

主催者にあわてて電話して事情を話し、私の企画を4時間ズラしてもらうことが決定。それにしても、4時間で名古屋に行って横浜まで帰って来れるものなのね、と妙に感心もしたりして。

ナゼこんなアホなことをしてしまったのか。答えは明らかで、東京駅でスポーツ新聞を買って「ノア旗揚げ」の記事を見たとたん、「そうか、全日の分裂はやっぱり現実なのだ」と頭が真っ白になったのだ。はい、またプロレスの話です。スミマセン。

でも、チコクしたおかげで、SF大会では作家の宮部みゆきさん、我孫子武丸さん、評論家の小谷真理さんとごあいさつすることができた。……とはいっても、主催者の人へのご迷惑ははかりしれず。本当に失礼しました!

8月7日(月)

今日も1日大学の仕事。

そのあと、若い助手(女性)とごはんなど食べながら「どーなの、Sさんの好きなオトコのタイプは? ガハハ」とかいう感じになってしまった。

私は、病院でも若い看護婦さんに対しては、なぜかついこうなりがち。セクハラ的な発言とか姿勢って、「年長の男性と若い女性」という性や年齢より、「上司と部下」という関係性の方とより本質的に結びついて発生するもんじゃなかろうか、と妙に感心する。でも言われる方はさぞ迷惑だろう。ゴメン。

8月8日（火）

今日のメインイベントは、見沢知廉さんとの対談。最近の少年犯罪は、見沢さんにも理解不可能だそうで。さらに見沢さんが感じるには、やけに政治運動や革命に肩入れする10代も増えている印象があるんだそうだ。しかも、打倒したり傾倒したりする対象も見つけられないまま、根拠ナシで「革命は起こりますよ」などと熱い手紙を書きつづってくるタイプが目につくということ。

観念の中だけでその幻想を肥大させ、現実の中に代理満足を見つけることもない、となると、けっこうキツイだろうな……。彼らのその「熱さ」はどこに着地するんだろう？　見沢さんにもそれがわからず、心配なようだった。

そういうエネルギーをだれかがうまくまとめて、何かに結実させてあげるべきなのか？　それとも、村上龍さんの『希望の国のエクソダス』みたいに、その中から何かが生まれてくるのをまわりのおとなはじっと待っているべきなのか。

いずれにしても、今、教育改革国民会議が提唱しようとしている「奉仕活動を若者に義務づける」っていうのは、大きくズレているよねぇ。私、今まで一度も法案とか市民運動にかかわったことはないのだけれど（心情的には反対でも、いろいろ考えるところがあって実際の意思表示はしないようにしていたんです）、この「奉仕活動」が実際に施行されることになりそうだったら、そのときは初めて重い腰を上げようと思ってます。

8月10日（木）

このメルマガ（とくに日記）を継続して読んでくださっている人は、私のホネの抜けかげんにあきれたり苦笑したりしていると思うのだけれど、それが次第に伝染してきたのか(?)、メルマガの内容と直接関係ない、ひとりごとみたいなメールをくださる人が増えてきて、私はたいへんにうれしい。

毎週の内容に即した的確な質問、鋭い意見ももちろんありがたいのだけれど、それとは全然関係ない「最近、私ってさぁ」みたいなメールを、「あー、そうなんだ。あるよねー、そうゆうこと」とお茶をズルズル飲みながら読むのは、すごく楽しいです。

で、ときどきそういうメールの中に、「精神科や神経科にかかってみて、イヤな思いをした」とか「診療のシステムや内容に疑問を抱いた」というのがあります。その理由はいろいろなんだけど、せっかく「よし」と受診して期待はずれ、というんじゃ失望も大きいだろうなぁ。

でも、そういうのって医療の制度の問題もあるけど、やっぱり相性の問題もあって、私もこれまで何度も「担当の先生をかえてください」と言われた。

自動車教習所と同じで、合うセンセイ、合わないセンセイ、というのはどうしてもあるもの。何回か面接していると情もうつって「変えてなんて言っちゃ悪いかな」と思いがちですが、そこは割り切っていいのでは。もちろん、病院の変更も同じ。1ヵ所でダメだったからと言って、「やっぱり精神科はどこもダメなんだ」とあきらめてしまうのは早すぎ。

だけど、ひとつだけ気をつけた方がいいのは、医療を受ける側としていちばん大切なのは、「結局は問題が解決すればそれでいいのだ」ということ。感じワルーイ先生でも、案外治療は上手なことも多いし、友だちみたいな先生でも話は楽しいけれどなかなかよくならない、なんてこともある（私はこのタイプに近いかも）。

たとえば私がもしうつ病になったら、きっと話が合う医者より平凡なオヤジみたいな医者のところに行くと思う。自分と似た人だとつい、こころの底までを話しすぎて、かえってそれがストレスになることもある。それよりは、ちょっと鈍感なくらいの医者にかかって、イヤな症状だけをさっさと取り除いてもらった方が話は早いから。

神経科や精神科は人生を変えるところじゃなくて、問題や症状だけを取ってもらうところ。そう割り切って考えて、最短コースで治療をすませてそことはおさらばし、早くふつうの生活に戻った方が得でしょ。あまり話が合う先生だと、治療をやめるにやめられなくなることもあるからね。その意味でも、「あー、こんな病院、早く来ないようにしたいもんだ」というくらいが、案外、ちょうどいいこともあるんです。

8月11日（金）

今日の東スポ（『東京スポーツ』のことです。わかりますよね？）に、「マッスル北村さん死去」という記事が載っていた。

筋肉マンタレントとしてバラエティ番組などで活躍していた北村さんだが、〝本業〟のボディビル・コンテストの準備のための減量中に、からだを壊して亡くなったらしい。

実は、北村さんと私は高校の同級生。クラスは別だったのだが、私が短期間だけマネージャーをしていた水泳部の選手だったので、よく覚えている。

高1まではどちらかというと小柄だった北村さんは、2年ころから突然、ひとりで激しく身体を鍛え出した。最初は「水泳のためかな」と思っていたのだが、水泳に必要な筋肉がついてもそのトレーニングは止まらなかった。まわりの人が理由を尋ねても、ニコニコ笑って多くを語らない。

タレントになってからも「神さまみたい」と言われていたらしいが、とにかく高校時代から一度もイヤな顔をしたり、人の悪口を言ったりしたことはなかった。あまりの純粋さ、あまりの人のよさをかえって敬遠する同級生もいたけれど、逆に「あいつは特別だよ」と〝信者〟のようになっていっしょに筋トレを始め出す友だちもいたほどだった。

現役で東大理IIに受かった北村さんだったが、途中で医師を目指して再受験すると言っていたような気がする。その後のことは間接的にしか知らないのだが、スポーツ新聞や雑誌などで異色ボディビルダーとして取り上げられるのをよく目にするようになった。

高校生のとき、なぜ北村さんがあれほど急激にトレーニングにのめり込んだのか、一時は理科系の学者か医者を目指したはずなのになぜそれをやめてしまったのかは、まったくわからない。どうしてあれほど純粋で、いつも笑顔でいられたのかは、さらにわからない。

でも、『果てなき渇望――ボディビルに憑かれた人々』（増田晶文著、草思社）というもの凄い本を読んで、「自分の肉体を完全にコントロールしたい」という欲望をいったん持つと、人はたとえ死が待っていようともその呪縛から離れられないものだ、ということがよくわかった。

よく、三島由紀夫の例などをあげて「肉体的にコンプレックスがある人がボディビルに熱中するのだ」と言う人がいるが、それならある程度、筋肉をつけたところでやめればよいはずだ。しかし、ボディビルダーたちは「巨大化した筋肉と皮膚のあいだに完全に脂肪がなくなるまで」トレーニングに励み、考えられないような禁欲的な食生活を続ける。

しかも、ほとんどのボディビル大会はまったく賞金が出ないし、〝プロ・ボディビルダー〟は日本にはいない。つまり、ボディビルでは永遠に食べていけないわけだ。経済的には完全な持ち出しで、家族崩壊、というケースも珍しくない。

さらに、いくら大会で優勝しても野球や将棋などのように〝職場のヒーロー〟になれるどころか、怪物さながらのムキムキぶりがかえって気持ち悪がられたりする。もちろん、身体への負担も……。聞けば聞くほど、マイナスの要素ばかりなのだ。

しかし、この本に出てくるあるボディビルダーのことばが、この悪魔的な世界の魅力のすべてを説明している。「僕の場合は、身体を鍛えることでいろんな社会のしがらみから救われていました。ボディビルダーにとって減量や家族の犠牲、食事の苦労、社会性のなさなどは、それだけ自分がトレーニングに没頭しているという勲章ですよ。突き詰めれば自慢話なんです。」

つまり、〝ボディビルの神さま〟といったん契約さえすれば、ふつうの世の中で負の価値を持つと見なされるあらゆること――失業、失恋や孤独、貧困、不健康など――は、とたんに「それだけトレーニングしているんだ、すばらしい」と肯定されることになるのだ。「気持ち悪い」というのさえ、ほめ言葉になるという。

しかし、ボディビルをやめてしまえば、それらはたちまち、また負の価値となってその人をおそう。それがわかっているから、途中でやめることはできない。さらに激しくその世界にのめり込むしか、道はないのだ。

北村さんの遺族は、「ひとつの道をまっとうし、本人は幸せだったと思う」と話されていたそうだ。たしかにそうかもしれない。ただ、彼にはたとえボディビルをやめても社会的に肯定される道がいくつもあったはずなのに、その「たったひとつの価値の肯定、ほかの価値の全否定」の世界の神さまとの契約を守り続けなければならなかったのは、なぜなのだろう？

でも今はただ、北村さんの安らかな眠りを祈るばかりである。

8月25日（金）

私って自分の本とか原稿とか、もちろんテレビ出演とかに実はまったく自信がなく、だからここでも「来週、週刊○○に私の原稿が載ります！　ぜひお読みください」とか「今度のなんとかテレビに出るからぜひ見てね」なんて、なかなか言えない。でも、今日は渾身の原稿を書きました。それは、『ターザン』来月号の「女性が語るプロレスの魅力」（まただ……）に掲載予定の「救いのない人生が、人生に救われる」。これはぜひ読んでみてください。

とはいっても、このタイトルに「あー、あれね」と思う人以外には、面白くもなんともないものかも……。シュミの押しつけはよくないですよね。

それから今日は、ある仕事で玩具メーカーのタカラに出かける。私のペンネーム「香山リカ」というのはタカラのリカちゃん人形のフルネームということらしいが、私自身は超リカちゃんマニアというわけではない。

これは今や〝伝説の〟とさえいわれる編集者兼作家兼ミュージシャンの山崎春美さんが、私の原稿に「こんなんでいいでしょ?」と半ば勝手につけたもの、という話はここでもしたはず。何事も「まー、いいか」とダラダラとしがちな私は、それをそのままずーっと使い続けているわけだ。

でも、これまで何回か「タカラに悪いんじゃないか」と思ったこともある。で、正式な形ではないんだけど、「いかがなものでしょう?」とお尋ねしたことなんかもあって、その答えは「リカちゃんというのは商標だけど、カヤマリカっていうのは人名ですし……」という感じの内容でした。

というわけで、タカラに出かけるときに私は、これはリカちゃんとはまったく関係ない仕事なのに、「本当は勝手に商品のフルネームを使って、イメージを崩した」とか怒られるんじゃないか、とビクビク。

タカラは青砥という東京の中でもやや行きにくい場所にあるので、電車に長く乗っているあいだに不安はどんどん大きくなり、着いた瞬間に出てきた社員に「すみませんっ!」と謝ってしまいました。

結局は今回の仕事の関係の方たちはあまり気にしていない、ということで、寛大なお言葉にただ感謝。でも、人形のリカちゃんはいつまでも美少女のままなのに、私は60歳、70歳になっても同じ名前を名乗るのはなんだかおかしいよなぁ。次はどんな名前にしよう? まあ、その前に70歳まで執筆活動なんかしてないか。またいらぬ心配にエネルギーを使ってしまい、今週からいよいよ始まった「ドラクエの旅」の先が思いやられるのであった。

9月4日（月）

先週の『an・an』が「あなたの〝生まれ〟はどこですか?　出身地でわかる性格・相性」という占い特集をしていて、ちょっと驚いた。生まれた場所でその人の運命を規定してしまって、いいのだろーか。でも中を見てみると、よくコンビニに売っている「県民別性格診断」みたいな他愛のないものでした。「徳島の女性の好きなもの……阿波踊り」みたいなベタなもの。

とはいえ、住んでる場所のことであれこれ言われるというのは、けっこう面倒くさいですよね。私も北海道にいるときによく、「北海道でモノを書いてるんですか!? じゃ、生の情報がなくてタイヘンでしょう」と同情されて、「不自由はしてないよ、放っといてくれ」とよく思った。

どんどん話はずれてしまうけれど、とくに〝情報〟ということに関しての不利・有利というのは、実はモノを書いたり作ったり考えたりする人には、あまり関係ないんじゃないか、と最近とくに強く思うようになった。「インターネットがあるから」というようなことじゃなく。

しばらく前の日記にも書いたけれど、バスジャック事件の人質となった兄妹と運転手のその後を描いた映画『ユリイカ』で今年のカンヌ映画祭でふたつの賞を取った青山真治監督も、「あまり取材はしていない」と話していた。「たまに『ニュース23』を見るくらいです」

マンガ家の山本直樹氏も「火曜サスペンス劇場」やワイドショーを見るくらいで、郊外の家族や今の少年少女についてとくに積極的に情報収集しているわけではない、と宮台真司さんから聞いた。

というようなことを思っていたら先週、マンガ家の内田春菊さんにお会いする機会があった。内田さんは月刊誌『フィール・ヤング』で、「見せつけないでこれ以上」というネットにハマるＯＬのマンガを短期連載中(今、出ている10月号が最終回)。

主人公ヨシミは〝自称イラストレーター〟で、ツライ日常生活にイライラしてはすぐにネットに接続してしまい、そこで落とし穴にハマっていく。その心のプロセスはあまりにもリアルなのだけれど、私は内田さんは携帯のメールしかやらないことを知っていた。

だから、内田さんとの仕事の話が終わるのを待ちかねて、私は質問してみた。「内田さんってどうしてチャットにハマる人の気持ちがあんなにわかるんですか？ すごくたくさんの人に取材してみたの？ それともチャットを少しはやってみたりするの？」。すると、その答えは意外にもと言おうか予想通りにと言おうか、こういうものだったのだ。「うーん、別にやるわけじゃなくて。編集者の人からちょっと話を聞かせてもらったくらいなんだけど。けっこう当たってた？」

本当に力のある表現者は、〝生の情報〟とか〝膨大なデータ〟などなくても、今、時代で起きていることを敏感にキャッチし、少ない材料から物語を作ることができるのだ。私なんかすぐに、「病院の当直で外に出られないから、情報が集められないや」とか「関西の大学にこもりっきりだから、取材なんかムリ」というのを〝思い通りに仕事できない自分〟の言い訳にしていたのだが、それって逃げにしかすぎないのだろう。

それに加えて今はネットがあるからその気になれば情報は集められるわけだし、「都会にいないから」「時間がないから」というのはますます使えなくなるのかもしれない。それって便利なようなそうでないような……。

9月5日（火）

私が解説を書かせていただいた南条あやさんの『卒業式まで死にません』が、新潮社より出版された。同書から南条さんのプロフィールと、今も友人たちによって運営されているHPのURLを記しておく。

「南条あや　1980年8月13日生まれ。中学一年のときに初めて手首を切り、以降何度もリストカット、自殺未遂を繰り返す。高校時代、パソコンを手に入れたのをきっかけに、インターネットで身辺雑記や精神科入院日記を公開、人気を博す。ネットアイドルと呼ばれ、雑誌『GON！』に連載を持ったり、テレビの取材を受けたりした。1999年3月30日、他界。享年18歳。公式HP　http://www.nanjou.org/」

父親とふたり暮らしのお家でも通っていたお嬢さん学校でもなかなか自分らしく振る舞ったり、心許せる人を見つけたりできないあやさんは、さまざまな行動化を繰り返しながら、表面的にはアップダウン激しいけれど実は一貫してとても内省的な毎日の生活を公開するネットという居場所を見つけた。

まわりの大人たちには常に冷静な視線を送る一方で「携帯がほしい」と願うふつうの女子高生でもあり、自傷で自分の心身を痛めながら「レッツゴーホスピタル！」なんて明るく言うような、ちょっと自虐的なユーモアセンスがいっぱいの、本当に不思議な疾走感のある日記。

でも、結局その南条さんは高校を卒業して間もなくこの世を去ってしまった。私が彼女の存在を知ったのは、その後。

新潮社の編集部の方からたくさんのファンを持つこの日記についての出版について相談されたとき、私は正直言ってちょっとためらいを感じる、と話した。〝生きにくさ〟を強く感じながらも、暗く図書館にこもってしまったりはせずに、ひたすら街に出て行こう！　ネットでたくさんの人に向けて発信しよう！　という外向きのベクトルが感じられるあやさんには、多くの若い人が共感を覚えると思う。それなのに、結局、彼女はもうこの世にいない、という事実を知らされたら、その人たちは深い喪失感にさらされるんじゃないだろうか……。

編集者はとても熱心な人で、「日記そのものが持つ問題意識、作品としての完成度の高さは、かつて高野悦子の『二十歳の原点』が与えたのと同じ感動を今の若者にも与えるのではないか」と出版の意義を繰り返し語った。私もたしかにその点には同意できる。そこで私が、「オバサンが水をさす」ような解説をくっつけることになったわけだ。

というわけで、あやさんの痛々しいまでの純粋さ、明るさなどにひかれた人にとっては、この解説はまったく蛇足以外のなにものでもないだろう。でも、彼女の純粋さとともに心がどこかに行ってしまわないためには、〝オバサンのうざい小言〟で現実に引き戻される必要もあるのでは？

このメルマガにメールをくださる人の問題意識ともかなり重なった部分がある本、だと思う。よかったら読んでみてください。

9月7日（木）

『週刊朝日』に書評が載っていた『快感のいらない女たち』（酒井あゆみ著、講談社）を買って読んでみる。

風俗の仕事を経てノンフィクションライターになった酒井さんが、12人の女性にインタビューをしている。その中には風俗嬢やAV嬢もいれば、フリーターや看護婦さんなどもいる。年齢も20代前半から40代まで、未婚者も既婚者も子どもがいる人もいる。

一見すると〝ばらばら〟としか言いようがない彼女たちだが、ひとつだけ共通点がある。それはいわゆる「イケない」こと。酒井さんを前にしてとても率直に「イケない自分」やこれまでの性体験を語るうちに、話はいつしか心の中のことや子どもの頃の親子関係の方に……。

どの人も本当に苦しんでいるのは、「イケる」とか「イケない」ということではなくて、母親との間の埋まらない溝のことであり、だれからも強く求めてもらえない自分に自尊感情が持てないことだったりするのだ。

中でも「母親から愛情を得られなかった分、恋人にそれを求めて甘えてダッコしてもらう。それなのに相手がセックスしようとしてくると、『お母さんがどうしてそんなことするの？』という気持ちになる」という話には胸を衝かれた。たしかに異性の恋人や夫をマザリングの対象に見たてたら、アタッチメント（愛着）以外の性関係は脅威でしかないだろう。まさに「お母さんに犯される」わけだから。

これは憶測にしかすぎないのだが、「幼児期の親による性的虐待」が原因の9割以上を占めるといわれる多重人格（完成されたものでなくても、それに近い形の症状）が、その種の虐待が少ないはずの日本でなぜ多く生まれるのか、という問題の答えがここにあるかもしれない。

つまり、彼女たちは実際には親から性的虐待を受けていなくても、幼い頃に十分な愛情を受けられず、おとなになってからそれをパートナーにそのまま求めてしまう。ところが、いくら「父親に愛されたい」「母親に愛されたい」から交際を始めたとしても、相手の男性は〝ふつうの男〟として性的な関係を求めてくるだろう。そのときに彼女は、「親から犯される」という追体験をしてしまうのだ。

その体験は一気に時間を遡り、3歳とか6歳とか彼女が実際に親との愛情関係に問題があった時点にまで戻って、そこに改めてトラウマの刻印を打ちつける。そして「あたかも幼児期に性的虐待を受けたかのような」多重人格が発生してしまうわけだ。

こんなこと、だれも言っていないから正しいかどうかはわからないが、この本を読んでいたらそんな気がしてきた。タイトルだけ見て「女のコのエッチな打ち明け話かな？」なんて軽い気持ちで読み始めるとちょっとツラくなる本だけど、多くの人に読んでみてほしいと思った（今週は本をすすめてばかりですが）。

ここ2回くらい、「母と娘」の問題を取り上げたら、本当にたくさんの人たちからメールをいただいた。その人たちのことをずっと考えていたので、余計にこの本は印象的だった。それにしても、酒井さんはヒトの話を聞くのがうまい。

9月9日（土）

ツラい本の話ばかり書いているので、少し明るい話も。

私がよく見るHPに作家・杉作J太郎氏の「杉作J太郎東京ボンクラ学園」というのがある（http://rawiswar.tripod.co.jp/）。

杉作さんもたいへんなプロレス好きなのだけれど、

とくにWWFというアメリカのプロレスに出会って自分がいかに救われたかという話がステキだ。杉作さんがある雑誌に書いたものから勝手に引用させてもらう。

杉作さんは「ちなみに俺の稼業は物書き。あってもなくてもいいような娯楽系ですよ。たとえるならば便所紙?」と自己卑下し、「世のため人のために活動しておられる真っ当な堅気のみなさんに囲まれると、実に居心地が悪かった。生きてててすみません。なんの役にも立たない人間が地球に住んでて。そんな後ろめたさを感じていたのだ。」

そして、こうまで思うこともあった。「わかりやすく言おう。たとえば死にたくなることが、まま、ある。にっちもさっちもいかなくなって、死ねば楽になれる、と思うことがある。」

ところがある日、ひょんなことからWWFのテレビ中継を目にして「およそこの世に存在する映像系娯楽のエッセンスがすべてギュギュのギュッと詰まってる」その面白さにとりつかれ、すべての考えが変わった。

「娯楽産業は便所のゲタ以下。俺はそう書いたが、その卑屈な考えが間違いだったことをWWFは提示した。俺が今、生きている、生き続けている最大の理由は、来週もWWFは存続しているからである。娯楽はあってもなくてもよくなんかない! 娯楽は必要です。賢くて脆い人間には」

いいお話だとは思いませんか? 私はけっこう、この説には真剣に賛成(プロレスとかWWFということじゃなくて)。

今回、いろいろ書いてきたように人生には厄介な問題がたくさんあって、しかもそれが現在のことならまだ解決もできるけれど、もうすでに過去に起きてしまったことはどうしてよいかもわからないし、身近な人間関係でそのすべてが救われるとは限らない。

そういうときに、たとえ一瞬でも別の世界の楽しさにハマらせてくれて、「とりあえずはもう少し先まで行ってみるか」という〝生きる希望〟を与えてくれる娯楽——できることなら上質で想像力をかきたててくれるような——は、とても有効なのではないだろうか。

アメリカで今や超優良企業に成長したWWFは、たしかに膨大な人数の人々に〝生きる希望〟を与えるものなのだろう。日本でそれにあたるのは、ゲームやマンガだろうか。もしかしたら、アイドル産業というのもそれにあたるのかもしれない。みなさんにとっての〝娯楽〟って何かありますか?

9月10日（日）

ネット日記から生まれた超痛快エッセイ『恋は肉色』（光文社文庫）やコミック『仰げば尊し』（秋田書店）などで知られるエッセイストにしてマンガ家の菜摘ひかるさんと、はじめての対面。これはお仕事じゃなくて、共通の知人が引き合わせてくれたんだよん。

各種風俗のお仕事をしながら世の中の仕組みやオトコたちの生態を冷悧な目で見つめつつ、自分の中にある不安やもろさを素直にさらけ出す菜摘さんの日記は、「強さ」と「弱さ」、「コワさ」と「カワイらしさ」が微妙なバランスで混じりあった不思議な面白さで、読む者をとらえてしまう。最初は「えー、風俗嬢の日記ぃ？」と好奇心から読む人も多いだろうけど、いつのまにか〝自分のこと〟としてうなずいたり笑ったりしながら読んでいるんだよね。

この1年は風俗の仕事はやめて執筆中心の生活のようだけど、人間や社会の観察眼は相変わらず。未体験の人はゼヒ（http://www.natsu.net/）。

で、紹介してくれた人にも「菜摘さんに会ったら、おっとりした雰囲気にビックリしますよー」と言われてたんだけど、ホントにそうだった。いわゆる〝そこにいるだけでまわりを暖かくする感じ〟というのでしょーか、書かれたものにあるあの鋭さはいったいどこに!?　人には「本人も作品通り！」というタイプと、「作品とはむしろ対極」というタイプがいるもんだなーと改めて思った。

菜摘さんはFMWというプロレスのインディー団体（ハヤブサや冬木のいるところ）のファンで、私らは秘密結社の集会のようにほかの人には話せないマイナーなプロレスの話題を語り合ったのであった。

9月12日（火）

夜、精神科医の斎藤環先生と対談。斎藤先生は今その著書『社会的ひきこもり』（PHP新書）で名高いが、実はマンガやアニメにも造詣が深く、最新のコミケ事情、ヤオイ事情などをむさぼるようにきいてしまう。対談の主旨はある雑誌の「サイコバブル」という特集号用に、「最近の〝精神科医ブーム〟や、受診する人たちの変化について話す」というものだったのに、いつまでも「なぜヤオイものの主人公たちはSMの関係に偏りがちなのか」といった質問ばかり繰り出す私に、編集者は苦い顔。

みなさん『実録企画モノ』（太田出版）というスゴイ本、読んだことありますか？　作者のマンガ家兼AV

女優（SMやレズ専門）の卯月妙子さんの爆烈的な生活を描いた実話。

コドモがいるにもかかわらずデッカイ企画ばかり立ててては借金を繰り返す夫の公認のもと、AV女優やハードなモデルで生活費を稼ぐ卯月さん。しかも夫は若いときから予告していた自殺を決行、植物状態になってしまう。……といった見ようによっては「女ののど自慢」的なお話を、とにかく徹底的に過激かつバカバカしく描きつくす！

斎藤先生もいたく感服したようでしたが、その卯月さんも若き日はヤオイ・コスプレマニアで、きっかけとなったのが中学生のときに見た『キャプテン翼』のSMヤオイ同人誌だったらしい。かつてナンシー関さんもアニメを題材にして幼児に本来的に備わっているSM嗜好について書いていたのを覚えているんだけど、これってなにかね？　でも、こういうように〝初源的な性の目覚めは倒錯〟というパターンは、けっこう多いと思うんです。

9月13日（水）

今週までは勤めている大学の講義がまだ始まらないので、時間を自分の執筆などにあてさせてもらうなど、ちょっとラクをさせてもらっている。私の主食である弁当も、駅弁ではなくてコンビニで購入することが多い（どっちがよいのかはわからん）。

今日は『アイ・ラブ・ディック』という翻訳小説の書評原稿などを書いた。これ、本屋さんに並ぶのは今月下旬なんだけど、刊行元である新潮社のPR誌「波」に載る書評なので、発売より一足早くゲラで読ませてもらったのだ。

これがね……なんとも〝痛い小説〟。書評にはさすがに書けなかったけど、一言で感想を言うなら「あちゃー」という感じ。

ストーリーはきわめて単純で、ニューヨークの有名大学教授を夫に持った芸術家のクリスといういわゆる知的でハイソな女性が、夫とともに食事をともにしたディックという評論家にひと目ぼれ。でも、何せインテリだし、すぐに押しかけたりはできない。

まず自分の恋心を理性的に夫に語り、夫もそれに対して学者らしく答え、ふたりが出した結論は「いっしょに手紙を出そう！」。

それから、相手の気持ちも確かめないまま、恋する妻とそれを見守る夫はディックに対してストーカーまがいの手紙アンドファックス攻撃を始める。でも、その中身たるや文学・哲学・芸術関係の作品やら人物の名前がちりばめられて、とにかく知的に武装されてんの。

しかも、いくら仕事上の大先輩とはいえ、奇妙な手紙がどんどん届くんでちょっと困ったディックに対して、彼らが言うセリフがふるっている。「これは共同制作のアートなんだよ」。恋愛の妄想やストーカーじゃなくて「前衛芸術さ」と有名教授夫妻から言われれば、相手だって断われないでしょう。

中年の道ならぬ恋やそんな妻への嫉妬を素直にそうと認められず、知的活動のひとつとすり替えてしまうこのイヤらしさ。でもそれってよくわかる気がする、私みたいなニューアカ世代には。

何とも言えない苦々しい思いと情けない思いを感じながら本を閉じなければならなかったけれど、小説をこんなに身近なものと感じたのも久しぶり。ああ、私はもしだれかに恋をしたら、理論武装なんてしないで「好きになったのよぉー」と突進して、「何言ってんの？バカなことやめてよ、オバサン」と相手にされずに玉砕することにしよう。

間違っても、「あ、誤解しないで。これは大学の研究の一環よ」とか「リアルタイムで進行するアートを制作しましょうよ」なんて言わないようにしよう。

9月15日（祝）

今日は、ヒトに会ったり出かけたりする仕事が入っていない！

……ってことで、急に思い立って早朝、山形の酒田市まで日帰りの旅に出かけた。今年はずっと仕事ばかりで、夏休みのお出かけなんかもまったくしていないので。仕事に関係ない遠出なんて、今年はじめてかも（ホント）。

酒田に行った目的のひとつは、海向寺という真言宗のお寺を訪ねるため。このお寺は日本でただひとつ、二体の即身仏を祭ってあるお寺。『アイ・ラブ・ディック』のところで「頭デッカチの女はイヤだ！」と書いたばかりなのになんですが、ガタリとのコンビで名高いフランス人哲学者のドゥルーズって、自宅アパルトマンから身投げして生を終えたでしょう？　私にとっては「ドゥルーズがなぜ自殺？」って、けっこうひっかかってる出来事なんです。

ところが先日、ある精神科医の集まりで雑談していたら、尊敬している先輩が「あれを自殺なんて言っちゃいけない。自分の生をすべて終えて、最後に残っているギリギリのエネルギーで窓まで歩み寄って幕を引いたんだろう」と言った。

その言葉をきいて、「じゃ、もしかしたらそれは、即身仏を自殺と言わないのと同じかな」と思ってしまった。


そんなことを考えながらそのお寺に行ったわけで、ここで霊感がある人なら拝観しながら何かを感じ取ったりしそうなものだけど……。私にはそんな能力があるわけもなく、「二度と戻らないという前提で地中に入っていくときは、どういう気持ちだったのか」などとふつうに考えるだけなのであった。

ドゥルーズもこれと同じだと言ってよいのかどうかについては、もう少しよく考えてみないとわからない……。

9月17日（日）

所用で帰省。実家の犬の召使いのようになって一日すごす。

亡くなった江藤淳さんの犬好きも有名。途中から江藤さんの〝保守っぷり〟について行けなくなった私だが、その昔、まだサブカルに目覚めず文学好きだった頃は、中原中也好き→中也と私生活でいろいろあった小林秀雄を読むようになる→その評論を通して江藤淳も、というつながりでちょっと読んでいた。

江藤さんは一貫してコッカースパニエル好き（だから日本の国家が好きだった、なんて寒いですね、スミマセン）、その理由について「私は子どもの頃からあざらしなど流線型のものが好きなのだ」と自己分析し、「同じ流線型の山川方夫と犬が向き合っている構図は何とも言えない」と書いている。作家の山川方夫がどう流線型だったのかはわからないが、フェチごころがくすぐられたのだろう、ということは想像できる。

今、実家にいる犬は小型犬ながら人間で言うならマッチョと肥満の境界にいて、全体的な形は流線型。私も最近になって、その流線型を見ているのがとても好きになった。それまではどちらかと言うと、爬虫類的なメカっぽい肉体が好きだったのに（人間・動物を問わず!!）。

メカ→流線型と来れば、その次は丸々したもの、というのが道理。ここまで到達すれば〝自然な母性〟の獲得、ということになるのだろうが、残念ながら自分の人生はそこまで行かずに時間切れ、となりそうな感じ。


ある読者の方のメールから、「世代間境界の問題などでも、いつも子どもの立場に立って話してばかり」とご指摘されたのだが、本質を見抜かれたようでドキリとした。

ときどき家庭内暴力などの子どもの親と話していて、「先生には子どもがいないから、私の気持ちなんてわからないでしょう?」と言われたり、親子の問題について講演した後で、お客さんから「あなた子どももいないんでしょう?」と批判されたりすることもあるが、商売上はそれはあまり関係ないと思う。

だって、経験したことしか語ったり診療したりしちゃダメならば、そもそも男性の患者さんなんか診られないし。アルコール依存症とか痴呆老人も経験者しかないし。本人の気持ちになれない、としたらたいへん。それに、「本人の気持ちがわかる」というのは、逆に相談や治療にはさしさわりが出ると思う。相手の状況が今ひとつピンと来ないからこそ、クールに対処できるというものです。

でも、個人的にはまだ流線型段階でとどまっている私が、中立的な立場に立つことができなくなっていて、いつのまにか子どもの側にばかり肩入れしているとしたら、それはそれで問題。ちょっと気をつけよう。

9月18日（月）

ある新聞社系の雑誌編集者が、「石原慎太郎都知事の精神分析を」と資料を持参してやって来る。いつ何時も自信たっぷり、〝慎太郎マスク〟をはずすことのない都知事の精神構造は、たしかにとても興味深い。

でも、ある特殊な才能を持つ天才人や芸術家について資料をもとに精神分析する病跡学の基本倫理は、「生きている人、あるいは家族がまだ生きている人は分析しない」。本人や家族が望んでもいないのに、勝手に公開精神分析されちゃうなんて、余計なお世話どころか、一歩間違えば人権問題ですよね。

そういったルールを以前から面識のあるその編集者に話すと、「よくわかりました。もちろんご本人や家族を傷つける主旨じゃないんです」と言ってくれる。

とはいえ、彼が持ってきてくれた資料（少年時代の絵日記や青年時代のエッチングなど）はあまりに面白い。ものごとには何でも逃げ道があって、「相手が公人なら、ちょっとくらいはいい……かも」という雰囲気がないわけでもない（現在はなんとなく犯罪の容疑者も分析されてOK、みたいなムードになっているが）し……、と悪魔の囁きが聞こえて、ついひとこと、ふたことコメントしてしまった。

9月22日（金）

午後、東京ゲームショー関連行事として開催されるパネル・ディスカッション「『テレビゲームの影響』を考える」に出席。

これ、私が企画段階からかかわらせていただいたのだが、「テレビゲームの影響」をあえてカッコでくくったのは、まだその影響の有無さえ証明されていないというのに「ゲームは悪いよね」とあたりまえのように言われる現状を、ちょっと皮肉ったつもりだった。

ところが会場についてみると、看板やチラシなどはすべて「テレビゲームの影響を考える」に！　これじゃ、「ゲームってすごい影響があるものだから、それについて論じなきゃ」というトーンになっちゃうんじゃないかなぁ。すごい細かいけど。

でも、まわりの人は「カッコがあってもなくても、同じことじゃない？」みたいな感じだったので、私のこだわりすぎってことか。

ディスカッションじたいは、「アクアノートの休日」などでおなじみ〝文人ゲームデザイナー〟の飯田和敏さん、ゲームの影響について実証的研究を続けるほとんど唯一の研究者・社会心理学者の坂元章さん、朝日新聞社『ぱそ』編集長で人工現実やウェラブル・コンピュータのオーソリティでもある服部桂さんというワタシ的にはすごいメンバーのおかげで、けっこう盛り上がった。

その中で、テレビゲームとは直接関係ないけど、坂元章さんが行ったオリンピックについての調査研究で、「昔はオリンピックを行うと、自国への愛が高まり外国が嫌いになる傾向があったが、最近はオリンピックごとに外国が好きになる傾向がある」と話していたのが、すごく印象的だった。たしかに日の丸を背負った日本選手だけを熱狂的に応援するんじゃなくて、「グリーンってすごいよなぁ」「サッカー好きなら日本じゃなくてブラジルを応援するよね」みたいな〝国際派〟は増えている感じ。「いいものはいい、強い者は強いんだから、理由もなく国にこだわるのは無意味じゃん」というのか。

これまた唐突だけど、紅白歌合戦にも同じ流れを感じる。昔はとにかく「オトコ対オンナの闘い」というのが重要で、「ピンキーとキラーズ（古スギですか？）は紅か白か!?」なんて真剣に議論されていたのを覚えている。でも今や、男女ミックスのグループがどちらの組なのかなんて、だれもあまりこだわっていないと思う。一応、最後にはムリやり紅と白の勝負に持って行っているが、それも形骸化している。

　さらに言えば、オトコとオンナが徹底的に区別されていたプロレスさえ、インディーでは同じ団体に男子と女子がいるのはあたりまえ。それどころかミックスト・マッチと呼ばれる男女混合タッグや、ついに男子と女子のシングル・マッチさえ行われるようになった。もちろんこれも、見る人の関心の中心はオトコ対オンナというところにあるのではなく、あくまで個人としてどちらの選手が勝つか。

　そういう意味では、世界規模で雪崩式にジェンダー・フリー、ナショナル・フリーへの動きが進んでいるんだな、と感じずにはいられない。それを指して「国への愛が減った」などと嘆く人もいるかもしれないが(例　都知事)、とりあえずは歓迎すべき変化じゃないか、という気がする。個人の人格が完全に成熟しての選択ではなくて、「どっちでもいいじゃん」的ななし崩し的変化のにおいもするから、派生する問題もいろいろありそうだけど。

　オリンピック問題の話に偏ってしまったが、ゲーム問題の方もなかなか根が深く、今月の『文藝春秋』に曽野綾子さんらが「今の子どもは『現世』を知らない」というタイトルで座談会をしていて、「現世を知らないって……来世や前世を知ってるってことか？」とあわてて読むと、もちろんそんなものじゃなくて、「ゲームなどの仮想現実を実際の現実と思いこんで云々……」という陳腐な話なのでした。

　それにしても、今ごろこんな紋切り型の発言を鵜呑みにする人もいないと思っていたが、おそらく曽野さんって存在感がすごい人なのか、出席者はみんな「同感です」なんて言っている。こういう超越的な女性の一方的な発言が通ってしまうことって、どこの世界にもあると思うんだけど、そういう場面を見るたび、「日本の男性はまだまだ強烈なお母さんに弱いというわけか」と悲しくなる。

9月27日（水）

東京薬科大学の学生部主催の講演に。

「こころの時代――幻想と現実」というテーマで話したのだが、話の冒頭で、「最近、精神科医や心理学者が雑誌やテレビで発言する機会も多いけれど、そういうのを読んだり見たりして、何かヒントになったり納得したりしたことある人は？」と質問。すると、挙手したのはゼロ人。

「じゃ、そういう専門家はまったく役に立たない、と思う人は？」ときくと、200人以上いたと思われる学生のなんと全員が手をあげたのだ！　そういう彼らの前で、いったい私は何を話せばいいのか……。完全に自信喪失して、モゴモゴ話して予定時間を終了。何を話したかも覚えていない。悪夢のようだった。

私の後に、生命工学の専門家が細胞老化のシステムの最新知見の話をしてくれたので、ちょっと救われた。私も悪夢のひとときを忘れるため、学生モードになって必死にノートなんか取ってしまった。

9月29日（金）

夜、『クロワッサン』の取材。

取材に答えて「40代からの恋愛」の話を一通りしたところ、突然、インタビュアーが「ところでカヤマさん自身の恋愛は？」と質問してきた。恋愛そのものの変化より、こういうときの答えの変化の方が自分の中年っぽさを表してるなーと思うのだが、この手の質問にこれまで私はいっさい、答えなかった。理由は簡単、「カウンセリングで接している方に治療者の個人情報がおかしな形で伝わるのは、避けたいので」

今でも基本的にはそう思うのだが、最近は入院施設のある「野戦病院」にいないせいもあるのか、単にトシを取ったということか、「まあ、もうこんな年齢でヘンに隠すこともないか」という気がちょっとしてきたのだ。だから、もちろん自分のヒミツ（と言ってもないんだけど）をペラペラしゃべることもないが、趣味とか日常生活のこととか、少しくらいは話したりもしている。あ、このメルマガの日記の影響もあるかな。

で、その『クロワッサン』のインタビュアーにも、「あー恋愛。私自身は情けないことに、あまり熱心じゃないんですよね」と正直に（？）答えてしまったのだ。

理由をきかれたので別にそんなものないと言ったのだが、相手は「えー、そんな。何かワケでも？」とあくまで説明を求めてくる。あまりにきかれたので、こちらは半ば投げやりに、「ほら、私は基本的にヲタクだから。家でゲームしてマンガ読んでプロレス雑誌見ながらスナック菓子食べてる方が、快適なんですよ」と言った。

すると、私と同じくらいかやや年上のインタビュアーの女性は、「そうやってあきらめちゃいけません！　それなら『まんだらけ』にでも行って、同じ趣味の人でも見つけるべきです！」

このあたりまではちょっと冗談だと思っていた私は、「あー、でもいくら自分がヲタクでも、相手までヲタクであってほしいとは思わないんですよぉ」などとヘラヘラかわそうと思ったところ、彼女はさらに強い口調で「それは偏見です！　いくらそれが社会の常識に反していても、ひとつの世界を信じているカップルは尊いと思いますよ！」と反論。

私はもうすっかりヘコんで、「あースミマセン。明日その店に行ってみます」なんて卑屈に頭を下げるしかないのであった。

10月5日（水）

大学のゼミで学生たちといろいろ話しているうちに、インターネットで日記を公開する人（私かい!?）の話題に。

ところで私は、この「ゼミ」というのがとても苦手だ。私が通っていた医学部にはゼミなんてなかったので、何をしていいかわからないのだ。それに、ゼミってあまりにも大学っぽくてなんだか気恥ずかしい感じがする。だからテレ隠しの意味もあって、なんだか意味のない雑談やお茶タイムがけっこう多くなってしまうのだ。

そういう雑談の中でインターネットの話になったんだけど、個人の日記サイトを読んでいるという人も何人かいた。私も定期的にのぞいているところがいくつかある（相手はまったく知らない人）。

「知らないどこかでだれかが私のことをよく知っている」というのは、うれしいことなんだろうか。分裂病という病のときには、「自我漏洩症状」と言って、「自分のプライバシーが全部、みんなに筒抜け」「どこに行っても自分のことが知られている」などの症状に苦しめられることがある。「自分」というものと外界との境界があいまいになってしまうのは、とても苦痛なのだ。

そう考えれば、自らすべて（名前以外）をさらけ出し、まったく知らない相手にそれを完璧に知ってもらうことを期待する心理って、とても不思議だ。

それにしても、医者になりたてのころはこう思っていた。「精神科医って、診察室のイスに座っているだけで、驚くほどいろいろな人生の深部や細部にまでわたってきかせてもらえるとは、いい仕事だなぁ。私個人だったら、いくらつき合いを広げてもこれだけ多くの人のヒミツをきく機会などなかったはず……」。もちろん、それを知った分だけ重荷も背負わされることになるのだが。

でも今や、個人のヒミツや決して知ることのなかった他人の人生は、日記のサイトなどでいくらでも目にすることができる。きっかけは口コミでも偶然の発見であっても、見てしまった人は必ず何かを考えるわけで、そういう意味ではインターネットによりだれもが精神科医の特権と重荷を手にしている時代とも言える。それはハッピーなのか、そうでないのか…。

10月6日（木）

今日は仕事のあと、『週刊朝日』との原稿のやり取りで、エラくバタバタしてしまった。以前、森首相に「キミには話したくないな」とまで言われちゃった番記者の若い女性（その後、写真週刊誌に追いかけられることに……）と話したことは、ここにも書いたと思う。

その記者は怒ったりあきれたりするより先に、「どうして首相はああいう態度を取るのか？」と真剣に不思議がっていた。彼女は、ものごとをとても理論的に考える人なのだ。おそらく、一見、いわゆる〝若くてキレイな女性〟なのに、感情より思考優先のタイプ、というところがすでに首相の理解の範疇を超えていたのだと思うけど。

で、私は彼女から首相の自伝『あなたのために走り続けます』（どうやったらこんなタイトルを思いつくのだろう）をわたされ、「ここから浮かび上がってくることって、ありますかね？」と言われたのだ。

そこに書かれていたのは、平たく言うとひとりの成功者の自慢話とお世話になった人への媚びなのだが、母親を幼くして失い、村の名士である父からは徹底的に厳しくされた幼年期の話などは、それなりに興味深かった。本一冊である人のことを論じるなんてとても無責任なのだが、そこには「親との関係の中でではなく、世間や道徳との間でしか自分を作ることができなかったひとりの人間」の姿が浮かび上がってくる気がしたのだ。

そんなことを彼女とメールでやり取りしているうちに、いろいろあって、それを『週刊朝日』が記事にすることになった。いくら相手が首相とはいえ、「精神科医が診断」なんてあまりに失礼だしちょっと迷ったのだが、「自伝から浮かぶひとりの日本人像」みたいな感じならいいか、とOKしたわけ。

ところが、上がってきた原稿は、話し言葉じゃなく「森さんの場合、幼児期の早い段階で健全な自我の発達が損なわれたのだ」（!）的な断定口調の〝診断と分析〟になっていた。「これじゃ、ちょっと……。私が全面的に自分で書くから、掲載は見合わせて」とお願いしたのだが、向こうだって「来週号なんだから今ごろ言われても間に合わない」とのこと。そりゃそうか。いろいろ話し合って、いくつかの修正をお願いすることに。

次に来た原稿は、内容的には私の考えていた方向にかなり近くなっていた。でもね……「口調を柔らかく」とお願いしたら、全体が「母親のイメージを追い続けているんじゃないかしら?」「父親が厳しいとこうなりがちなのよね」ってトーンになってんの。

今、仕事っぽい場でちょっとくだけた口調になったとき、「かしら」とか「なのよね」なんて言うオンナっているか!? 自分のことを考えても、「こんなとこッスね」「ま、そうだよな」とは言うけど、「かしら」なんて……言ったことあったかしら?（スミマセン）。

別に原稿を書いてくれた記者がどうのこうのと言うつもりはないのですが、森さんはだれのこともあるステレオタイプにあてはめてじゃないと理解できない、というような話に、まさに〝女性学者〟のステレオタイプが出てきて、ミニスカ・ハイヒールの足を組みなおして銀ブチメガネをキラリと光らせながら「あら、よろしいんじゃなくて?」と言ったりするのはどうも、と思ったので（どんどん話が大げさになってるけど）、全部なおさせてもらった。

なんてことをしているうちに時間がどんどんすぎて、ついに買いおきのポテトチップスが夕食になってしまった。やっぱどう考えても、「関西だし風味」のポテチーを夕食にするオンナが「そうかしら?」とは言わねーよな。

10月7日（金）

大学にいたら地震が。報道じゃ兵庫県全体は「震度4」となってたけど、大学がある場所は「5」の地域に近いから、それくらいあったのかも。裏山の木が揺れてヒューヒューと風が吹いたような音がして実に不気味だった。

ちょうどそのとき、私は同じ学科の杉浦康平先生（マンダラの研究などでも知られるグラフィック・デザイン界の大御所）の研究室を訪ね、チベットの高僧と日本の行人の修行はどう違うか、なんていうマニアックすぎる話を聞いていたところ。

その昔、当時は親しかったフロイトとユングが激しい議論をしていたら、間にあった机がバリバリとまっぷたつに割れたという話を思い出してしまった（その後、ふたりは絶交状態に）。私がカルトの教祖だったらこういうタイミングを逃さず、「ほら、この地震も私が起こしたのです」と厳かに告げるのだろうな。

しばらくして建物の外に出ると、学生たちが早速、「震度8だってさ」「震源はまた淡路島らしいよ」とパニックに陥って適当なウワサを伝え合っていた。私が社会心理学者だったらこういうタイミングを逃さず、「パニック時のデマの発生状況について」という観点から彼らの言動を記録するんだろうな。

……なんて呑気かつ自分には無意味なことばかり思いつきながら、夕方、関西を去る。空港で買った『日刊スポーツ』に、「8日からは関西版でもバトル面が毎日になります」というお知らせを発見。前にもここで書いたけれど、関西の『日刊スポーツ』はタイガースの記事が多いせいだと思うんだけど、格闘技面が不定期なんだよね。

関西には何の不満もないがそれだけがなんとも苦痛だった私には、これは隣りの席の人の肩を叩いて喜びを分かち合いたくなるほどのうれしいニュース（いくら私でも実際にそこまではしないけどさ）。

地震も、その規模や余震の回数に比して考えれば、家屋の倒壊はあったものの人的被害は少なかったようだ。でも、やっぱりコワかったですね。

10月11日（水）

大学のゼミで、最近、ナカニシヤ出版というユニークな名前の出版社から刊行された『なぜ悪いことをしてはいけないのか？』という本の中の、「なぜ悪いことをしても『よい』のか」という衝撃的なタイトルの論文を取り上げて、皆の意見をきいた。著者は、『〈子ども〉のための哲学』（講談社現代新書）『〈私〉の存在の比類なさ』（勁草書房）などで知られる哲学者の永井均氏。

永井氏の発想の原点は、子どものときに素朴に「自分が死んだら世界って終わるんじゃないのか？」などと考えたところにある。あるいは、「この世界って自分の脳が見ている夢じゃないのか？」。つまり、独我論と呼ばれる考え方。

世界が本当に〈この私〉から始まってできあがっているものだとしたら（あるいはそうとしか考えられない人がいるとしたら）、悪いことをしていけない理由など、理論的には何もないはずだ。「道徳的に許されない」「神さまが見ている」といった説得は、まったく無意味。その論文はそういう話から始まって、「それでもなお、悪いことをしてはいけないとしたら、それはどうしてか」と展開していく。

私は、これってわかりやすいヒューマニズムとはほど遠いけれど、とても本質的な議論だと思った。とくにヒリヒリするくらいの〈自分〉を感じながら毎日を送っているはずの若い人には、切実に感じられるはず。それで学生たちにも読んでもらうことにしたのだ。

ところが彼らの多くは、議論の前提となっている独我論じたいがピンとこないと言う。ほとんどの人が、「自分と同じように他者もいる」「自分がされてイヤなことなら、相手の立場に立って考えればしてもいけないのはあたりまえ」とごくごく自然に他者感覚を身につけているのだ。

私には、これはちょっと驚き。自分自身のことを振り返っても、高校から大学にかけては〈自分〉をめぐる観念ばかりがいたずらに肥大してしまって、親とケンカしても恋愛しても途中までは夢中になるんだけど、どこかでふと、「これってホントに現実？　この人たちって実在するの？」と目の前の情景が遠のいていく〝プチ離人症〟が訪れる瞬間があった。そうなったらもう何となく気持ちが冷めてしまう。

でも今、考えるととても幼稚な解離メカニズムを起動させて、現実から逃避していただけなのかも。その証拠に、ホントに楽しいとき――できたばかりの「森永ラブ」でツナマフィンを食べるとか（当時からジャンク・フード好きだったもので）――にはそんな風にならなかったですからね。

ともかく、そういうなにげに苦しい時間をダラダラと過ごした後、大学にもぐり込んだ私は、ＹＭＯとかプラスチックスといった80年代テクノポップに出会って、「もー、〈自分〉について執着するなんてヤメ、ヤメ！」と一気に〝よい子の思索活動〟を放棄したわけなのだ。そして、サブカルの世界にダイブ（このあたりの極端さが何ともバカバカしい）。

もちろん、これは私だけのことではなくて、これまで相談の場で出会ってきたいろいろな若い人たちの問題意識もだいたい同じだった。だから、「大学で元気にしている学生だって共感するだろう」と思ったんだけど。ちょっとそれは違っていたようだ。もちろん、健全な他者意識をきちんと持てる方がいいには決まっている。永井氏の独我論はニーチェやヴィトゲンシュタインなどの哲学にきちんと接続されていくのだが、かつての私のようなエセ独我論は単なる自己撞着だったりしがちだし。学生のゼミでは、今、インターネットにあふれている個人の日記サイトとエセ独我論との共通点を感じる、という意見も出た。

たしかに日記サイトの中には興味深いものもたくさんあるし、本人の〝持ち出し〟でこちらは無料で気が向いたときだけアクセスして読ませていただいているわけだから、基本的には「ご自由にどうぞ」という世界。でもずっと読んでいると、その〈自分〉へのこだわりぶりに食傷ぎみの気分になることもある（私の日記だってそうでしょ？　とくにこれってサイトじゃなくてメルマガ形式だから、強制的に送りつけているわけだし。うーん、なんだかひどく悪質なことをやっているような気になってきたぞ）。

すでに別の原稿に引用しちゃったので繰り返しになるのだが、吉本ばななさんもあるインタビューで「最近の若い人の手紙から、『他者がいる』の感覚が芽生えてきているのを感じる」と語っていた。個人的な悩み相談の手紙や自分のことばかり延々と書いてくる手紙が減り、きちんと自己紹介をした後に小説の感想を述べる手紙が増えてきたそうだ。

ただちょっと心配するのは、これまで彼らはあまりに「他人に迷惑をかけてはいけません」「あなたもまわりの人もまったく同じ人間なのです」と教え込まれてきたので、今さら独我論などと言われてもピンと来ないんじゃ？　ということ。つまり、〝教育の成果〟としての他者意識。ま、これは私の考えすぎか。

あ、それから、私自身はそんな〝元・独我論者〟ですから、読者のみなさんも私へのメールには思いきり自分の話を書いてきてくださいねぇ。私も〝年の功〟でそれなりの他者感覚は身につけたんで、ちゃんと読ませてもらいますよ。

10月12日（木）

この日も関西に泊ったのだが、移動の日じゃないのに駅弁を買って宿舎で夕食として食べてしまった。「駅弁なら明日の移動のときに、たらふく食べられるじゃないか」と自分に言い聞かせたのだが、「どうしても今ここで駅弁を食べたい」という欲望はいかんともしがたかったのだ。

駅弁を買うために駅に行ったら、「イチロー、米大リーグへ」という号外が壁に貼ってあった。すごいな。850円の弁当か900円か、と頭を悩ませてる自分が、ほんの一瞬、哀しくなった。

10月17日（火）

足利市に出かけ、労政事務所主催の「働く女性のためのセミナー」に。

こういうセミナーや講演って、いつ開催されるのがいいのだろう、といつも考えてしまう。もちろん平日なのに出かける私も私だが、きく人だってとくに働いているなら平日の日中は来にくいだろう。よく読者の方からも「カヤマさんの講演があるときいて行こうと思ったのですが、平日で仕事休めないのでやめました」といったメールをいただく。

じゃ、土・日がいいかと言えば、それもなー。貴重な休みの日に屋内に閉じ込められて「ストレスを防ぐには」みたいな講演をきいたら、余計にストレスがたまるだろうし。その労政事務所の方も「今日は有休を取って参加されている人もいますよ」と話していたが、そんなのもったいなさすぎる。

これって病院でもよく思った。病院ってふつうはいわゆるビジネス・アワーしか開いていないでしょう。でも最近は、夜間診療や日曜診療を始めるところも増えてきている。仕事を持つ人にとってそれは便利だとは思うんだけど、心身の調子が悪いから病院に通っているのに、平日はびっしり仕事で休日に受診、なんておかしいんじゃないかな。

つまり、私の結論としては、受診、講演会や勉強会への出席、銀行や役所へのお出かけ、できればちょっとした買い物（これはムリか）などは、平日に仕事などを抜けて出かけられるような体制や雰囲気にするのがいちばん望ましいんじゃないか、ということ。それらの用事が休日にも可能となると、どんどん仕事の時間が長くなるだけだから。

もちろん、社会で暮らすということはすべてを自分の好き勝手にはできないということだけど、いくらお勤めしていても自分のスケジュールはある程度、自分で決められるようにしておくのがいいのではないだろうか。大学でも学期の始まりに「皆さんには、授業に出席するより大切なことがあるかもしれません。デート、バイト、映画や美術館めぐり。今日の自分には緊急的に睡眠が必要だ、ということもあるでしょう。そのあたりの優先順位は自分でつけて、この授業に出ることがいちばん、というときだけ来てください」と話す（こんなに毅然とした言い方ではなく、モゴモゴとだけど）。

とは言いながら、これって間違っているかも、と思うこともある。社会人になった学生から「会社じゃそうはいかない。学生のときにもっと厳しくしてもらいたかった」なんて言われたこともあった。でも、私としてはまったく融通のきかない社会の方がおかしい、と思うんだけどな……。

有休を取ってまで講演会に来てくださった方に、どれくらい役立つお話ができただろう。きっとどんなに面白いお話ができたとしても、貴重な有休1日分になることはないんじゃないかな。ちょっと重い気分で足利を後にした。

10月21日（土）

北海道岩見沢市の「教育を考える」という催しに参加。私のお話のほかに、中学生たちがスピーチを発表した。

見るからに折り目正しい子どもたちで、発表の内容も立派。そのあとにヒョコヒョコ出ていくのがきまり悪くなったほど。

会の前に、中学生たちが「色紙をお願いします」と控え室にやって来た。講演会などでまれに色紙を頼まれることがあるが、いつも名前のほかに何を書いていいのか、ホント迷ってしまう。また私ってば、ある人に「ふざけて書いたんですか？」と言われたこともあるくらい、字がヘタだし。よく「雲の上には夢がある」みたいな気のきいた文句をサラサラ書く人がいるけれど、ああいう人はいつどこで練習しているのだろうか。

そういえば私も一時、色紙に書く言葉を決めていた時期があった。Keep Things Loose & Light. ま、気楽に行こうよ、ってな意味なのだろうか。これは、バハメンの「ダンシング・イン・ザ・ムーンライト」という曲からパクった言葉。でも、英語を書くのもキザっぽいし、だいたい色紙に「ルーズ」なんて書くと相手がちょっとギョッとした顔をすることもあり、すぐにやめてしまった。

その後、考えに考えて、空海の言った「生れ生れ生れ生れて生の始めに暗く、死に死に死に死んで死の終りに冥し」っていうのが妙に気に入って、「これで行こう！」と思ったのだが、これをヘタ字で書くと犯罪少年の脅迫状みたいになってしまうことがわかり、すぐ却下。それ以来、「明るい21世紀を」「肩の力を抜いて」などどうでもいいようなことしか書けなくなった。

またすぐ読者の皆さんに頼るのはいけないことだけど、何か気のきいた一言（ヘタ字で書いても平気な）ないでしょうかね？　採用させていただいた場合は、色紙に「by○○」と名前を入れますから（かえって相手は混乱するか？）。

10月22日（日）

朝、『ザ・サンデー』に出た。……とは言っても、ほとんど日本シリーズの話題。まさにお弁当を受け取りに行っただけだった。

夜、NHK教育テレビでブラジルの『セントラル・ステーション』という映画を見た。公開されたときに見逃したのだが、期待通りの面白さ。

都会・リオデジャネイロで字が書けない人のために手紙の代筆業をやっている底意地の悪いインテリ中年女ドーラが、行きがかり上、母を失った少年ジョズエの父親探しの長い長い旅につき合い、地の果てのような村に到着する、というロード・ムービー。

都会で孤独な生活を送るうちに、おそらく自分でも気づかぬうちにすっかり屈折してしまっているその女性の気持ちって、なんだか手に取るように理解できた。生意気なジョズエに「口紅も塗らないから結婚できないんだよ」とズバリ式で指摘されたときはムッとしたドーラだが、ふたりを乗せて親切にしてくれたトラックの運転手にほのかな恋心を抱き、いっしょに入ったカフェでジョズエをゲーム機で遊ばせておいて自分は洗面所でそっと借りた紅を引く。

でも、洗面所を出ると運転手の姿はそこにはない。「行っちゃったよ」とつぶやくジョズエ。どうやら彼女の気持ちを察知して逃げてしまったらしい。遠ざかるトラックを目で追いながら、恋も便利な〝足〟も失った悲しさにほろほろ涙を流すドーラ……。

何が大切か気づいたときにはいつだってもう遅い、ってことか。ああ、ドーラって私に生き写しじゃないか、……なんて久しぶりに叙情的な気持ちになり、「そういえば、先週のあの週刊誌のテレビ欄で詳しく紹介していたな」とその雑誌を開くと、なんと！　そこには「リオに暮らす初老の女と少年の物語」という紹介文が！

そりゃ自分のことは〝中年女〟だとは思ってるけどさ、さすがに〝初老の女〟という自覚はなかったんで、映画そのものよりそっちの方が記憶に残ってしまったじゃないか。こういうような言い方って、自分が当事者じゃないときは「堅いこと言わなくていいじゃん」と思うんだけど、本人にとってはそうでもないんだよねぇ。病院で看護婦さんなどが患者さんに「おばあちゃん」と呼びかけるのも、今はだいぶなくなりましたよね。

そういえば、私が北海道で研修医が終わってすぐに派遣された病院の病棟は巨大で、長期の入院者だけでも同じ姓の人や同じ名の人がたくさんおり、たとえば「タカハシナオコ」なら「タカナオちゃん」、「タカハシユキオ」なら「タカユキちゃん」などと略した愛称で呼ぶのが慣習になっていた（今、思うとメールアドレスの決め方にちょっと似てるかも……）

最初はちょっとびっくりしたけどすぐに私も慣れちゃって（悪い習慣にはすぐ適応するのがワタシ）、平気で病棟の廊下の端から「あ、タカナオちゃーん、ちょっとぉ」なんて呼ぶようになっていた。ご本人たちも私物にその名を書いたりしていたし、たまに「タカハシさん」と呼びかけて逆に「やめてくださいよー、先生」なんて言われたことさえあり、この愛称をけっこう気に入ってるんだな、と何の疑問も感じていなかった。

ところが、あるとき看護婦長さんに言われた。「もし、タカハシさんのご家族が面会にいらして、自分の母親が年下の看護婦や医者から〝タカナオちゃん〟なんて呼ばれているのを聞いたら、あまりいい気持ちはしないのではないでしょうか（実際、その愛称があまりに浸透するあまり、スタッフは家族がいるときでもけっこうそれを使っていたのだ）」

本当にその通りだ。私自身もそれから何年かあと、親が入院して看護婦さんにちょっとコドモ扱い（「はいはい、がんばって歩いてみまチョーねー」みたいな）されただけで悲しくなる、という体験をしたのだが、そのときはそんなこと想像もしていなかった。

あたりまえのことだが、入院中だろうが機能的にいろいろ障害があろうが「その人はその人」という尊厳が損なわれることがあってはならないわけだし、ましてや立場上の優位性（患者に対する治療者、といった）を知らないうちに利用して、年長の患者さんを「○○ちゃん」なんて呼ぶのは、家族の面会うんぬんを抜きにしてもいけないことですよね、やっぱり（今ごろ言うことでもないけど）。

そんな簡単なことさえわからず、「患者さんを愛称で呼ぶほど親しんでいるワタシって、けっこう熱い医者？」とさえちょっと思っていた自分が、さすがに情けなくなりましたね。

ずいぶん話がズレちゃったけど、何が言いたかったかというと、私たちは相手のデリケートな気持ちに気づかずにけっこう無神経な発言を悪気もなくしていることがある、ということでしょうか。悪気ないんだからいいじゃない、とも言えるけれど、それを自分が言われればやっぱり傷つく。コミュニケーションっていうのは、そうやって微妙にスレ違っていくこともある、ということです。

でも私の場合、その一件以来、ときどき神経質になりすぎちゃって、たとえば原稿で「今は人生80年時代と言われますが」とか書きながら、「もしこれを82歳の人が読んだら、『オレはもう終わりってことかい』と思うのでは？」と「90年時代、いや100年時代、いや、ぎんさんがもし読んだら……」などと悩むこともある(ホントです)。ちょっと強迫的かもしれないですが。

でも、「初老の女」には、やっぱりちょっとだけ衝撃を受けたっスよ（結局、それを言いたいがためにこんなにスペースを使ったのか!?)。

10月26日(木)

なんと、神戸の大学を出て東京に戻るつもりが最終の新幹線に乗り遅れてしまう。でも明朝、東京で仕事があるし……。というわけで、神戸を深夜0時すぎに出発して、朝7時に東京に着く「サンライズ出雲号」に乗りましたよ。

駅のみどりの窓口に行くと、私がよほど情けない顔をしていたのか、「あのね、今日はもうふつうの席は空いてないいんだよ」とさとすような口調で言われる。「あのー、寝台車でもいいんですけど」と言うと、「えっ!?」と驚いたような口調。先週もちょっと長い距離タクシーに乗ったら、運転手さんに何度も「いやー、人は見かけで判断しちゃいけないね」と言われるし、何か私の身なりや表情には大きな問題があるのだろうか……。

それはともかく、ちょっと不安な気持ちで乗り込んだサンライズ号であったが、それが予想をはるかに上回る快適さなのだった。ベッドやシーツは清潔だし、おしゃれなストライプの浴衣が置いてあるし、暖房や照明も手元で調節可能。おそらくヨーロッパの〝なんとか鉄道の旅〟みたいなツアーに出てくる高級列車をイメージして作ったのだろうが、「暗く寂しい夜行列車」という先入観が吹き飛ばされた。そもそも私は当直室の狭いベッドとか地方のビジネスホテルの窮屈な部屋とか好きだってこともあるのだろうが、本当にハッピーな気分になり熟睡。

でも、寝ぼけた顔でラッシュが始まりつつある東京駅に降り立ち、ビジネスマンたちに混じって電車に乗るのは、なんだか〝朝帰り〟って感じでちょっとだけ後ろめたかった。

10月31日（月）

本日は東北芸術工科大学での公開講座へ。

この秋以来、山形出羽湯殿山に集中するミイラ信仰・即身仏にひかれている私としては、山形と言われればちょっとじっくり滞在しなければならないでしょう、ということで仕事をムリやり押しのけて一泊する予定に。とはいえ、どこかのお寺に出かける時間はなく、ただ講義のあとに学生さんらとの宴会に参加しただけなのだが。

でも、さすが地元、ちょっと即身仏の話を振ると「私も興味あります」という学生さんが何人も名乗りをあげてくれた。そんな話で盛り上がっていたのだが、途中で「今年の学園祭にみちのくプロレスを呼んだ」というプロモーター学生がその宴会に参加していることがわかり、話はすっかりそちらにシフトしてしまう。死んでも自然に帰らず信仰の対象になり続ける即身仏の人工的身体と、リングの上で四方から人々の視線を集め続けるレスラーの人工的身体。どこか似ているような気もするのだが……（こじつけ？）。

II　時代を映す鏡となる病

解離性障害

仕事で広島に出かけたときの話。広島の空港は市内からかなり離れており送ってもらったのだが、途中、山陽道を通ったときに運転をしていた人（教諭）が前方を指差しながら教えてくれた。「ほらあそこ、バスジャック犯が捕まったパーキングエリアなんですよ」

名所を説明するかのようなやや明るめの調子のそのことばに、私は何と答えてよいのか、困惑してしまった。「ああ、ここが！　テレビで見ましたよ」と気軽に言えばよいのか、「恐ろしい事件でしたね」と深刻な口調で答えればよいのか……。実はその30分前まで私たちは、最近の若い人や子どもをめぐるいろいろな問題への対処法について、研修会で真剣に語り合っていたのだ。その話の内容と、「ほら、あそこ」と指差す口調とのあいだには、かなりの落差があった。

「どちらのあなたが本当？」と問うことは、無意味なのだろう。その教諭は、状況に合わせて適切な言動を行っているのだから。しかし、私には違和感が残った。それは、研修会の場で若い人に見られる「解離」の傾向、つまり心の全体性や統一性が失われ、「自分」が場所や時間ごとに断片化していく傾向について語ったばかりだったからだ。

そういえば、そのサービスエリアで逮捕されたバスジャック犯の少年も、その後の簡易鑑定で「離人性障害を中心とする解離性障害の状態」と診断されたという。離人性障害とは、自分がこの現実に根ざしたひとつのまとまった存在ではいられなくなることによって起きるトラブル、「解離性障害」の中のひとつだ。具体的には、「周囲の世界や自分の存在に現実感がない」「自分とまわりとの間にベールか膜があるようだ」「このからだや顔が自分のものであることがピンとこない」といった訴えが出現する。

かつて、この離人性障害を含む解離性障害は、きわめてめずらしい障害だとされてきた。実際、私自身、研修医時代に新患の外来で先輩医師が離人性障害の少年を診察するのをそばで見学して、「もし彼が入院したら、ぜひ私に受け持たせてください！」と〝志願〟したくらいだ。教科書でしか読んだことがなかった離人性障害のケースに接する〝チャンス〟だと思ったわけだ。当時はこの解離性障害がどうして起きるのかについてはさまざまな説があり、「大災害や大事件に巻き込まれて大きなトラウマを受けたとき」に起きるか「分裂病などの重い精神疾患の前駆症状」として現れることが多い、とされていた。

しかしその後、80年代の終わり頃から90年代にかけて、解離性障害のケースが激増している、との報告が精神医療の世界で相次いだ。しかも、離人性障害という解離の中では比較的、ライトなものだけではなく、より進んだ状態――自分がだれだったかも過去の記憶も完全になくなってしまう全健忘、ある日、突然、自分の仕事や立場を忘れて失踪してしまう遁走、さらにはバラバラになった人格それぞれが独立して振る舞いだす多重人格――などの症例の報告もあたりまえのように見られるようになった。

この変化は、精神医療の現場にかぎったことではない。もちろん、日常生活にトラブルが起きるほどの解離ではないにしろ、〝カジュアルな解離〟とでも言うのだろうか、たとえば「学校にいるときとストリートにいるときはまったく別の私」とか「日中はまじめなOL、夜は風俗店でアルバイト」といった言い方やエピソードにも、今は驚く人さえ少なくなった。さらには、携帯電話にしてもPDAにしても「ひとつのことをしながら別の次元でコミュニケーションを行う」ためにあるものといえるし、匿名でもコミュニケーションが可能なインターネットの世界はまさに、それじたい「解離」を促進しているとも考えられる。

そう考えれば、ひとつのまとまった自分に固執することなく、その場に応じて洋服を着脱するかのように〝違う自分〟になったり、あるいは〝ある自分〟でいる時でさえいくつもの〝別の自分〟を並列させていたりすることは、現代の生活スタイルにとてもマッチしたあり方と言えないこともないのだ。それに、そもそも「現実感」というのは何をよりどころにしているのだろうか、と考え始めると、とたんにそれも不確かなものになっていくのがわかる。現役の首相が写真集を出したり、子どもたちが芸能界にデビューしたりする世界が「揺るぎない現実」だなどと、いったい5年前のだれが想像したであろうか？

つまり、この10年、日本でもその数を急増させている解離性障害は、正常を逸脱した病理現象ではなく、一種の過剰適応である可能性もあるのだ。

でも、これまで「自分はひとつ。現実はひとつ」という考え方になじんできた私たちにとって、この変化はあまりに急激すぎる。その中では、「あの私とこの私、どちらが本当の私なの？」と混乱したり「どうして自分には現実感がないのだろう」と困惑したりする人もいる。また、解離をうまく〝生き抜く〟ためには、断片化したいくつもの自分をコントロールする司令塔が必要となるが、その機能が脆弱な人の場合は、簡単にバランスを崩してしまうだろう。

インターネットのマニアだったというバスジャック犯の少年も、そういうひとりなのだろうか。そして、「ほらここが」と私にサービスエリアを指し示した教諭は、今のところ〝ほどよい解離〟を生きていられるということだろうか。しかし、そのほどよい状態がいつまで続くのかは、だれにも保証できないと思う。

同一性拡散

同一性拡散という概念は、「アイデンティティ」ということばを作ったエリクソンにより提唱された。最初、エリクソンはこれを病的な状態だとしていたが、後に若者一般の心理傾向かもしれない、と考えを変えている。

では、同一性拡散とは何だろう。エリクソンは「アイデンティティが形成される途上で社会から与えられたモラトリアム期間を利用して、さまざまな試みや社会的遊びをしながら自己を統合していくことができない状態」と定義している。ここで具体的に生じる問題としては、「自意識の過剰、選択や決断ができなくなること、社会的な決定の回避、相手にのみ込まれたり孤立したりといった対人関係の距離の失調、切迫感と間延びした感じが同時に訪れる時間感覚の失調」などがあげられている。ひとことで言えば、「健全なバランス感覚の喪失」の中で、「本当の自分とは何かが見失われ、見つける手がかりさえない状態」とでもまとめることができるかもしれない。

そして、そのあげくに同一性拡散状態になった若者がしばしば取りがちなのが、「否定的同一性の選択」という道である。これは、とくに家族などの身近なおとなたちが望ましいと思っていることや将来像、自分に対する期待などがすべて嫌らしく軽蔑すべきものに見えてきて、結局、それらとまったく正反対の生き方を歩む、ということだ。

たとえば、ミリオン・セラーになった『プラトニック・セックス』の中でも、著者の飯島愛さんは繰り返し、両親がとても厳しかったという話をしている。彼女がちょっとおしゃれをしたりボーイフレンドを作ったりするだけで、父親は激怒し、ときには暴力を振るわれることもあった。両親は彼女をいわゆるお嬢様学校に入れて、むずかしい文学全集を読むような子どもにしようとしていたようだ。そしてそうされればされるほど、飯島さんは遊びや異性とのつき合いに走るようになり、ついには家出をして同棲したり、風俗の世界に飛びこんだりする。これなどもまさに、「否定的同一性の選択」と言えるのではないだろうか。古い話になるが、今は亡きジョン・レノンの妻として平和活動などで活躍するオノ・ヨーコさんも、もともとは重役の令嬢だったが、親に反発するように過激な前衛芸術家の道を選んだことが知られている。

もちろん、飯島愛さんにしてもオノ・ヨーコさんにしても結果的にはその選択が個性となり成功したわけだが、中にはいったん両親やまわりの価値観に背く道を選んだものの、やはりそれが本当の同一性ではないことに気づき、また道を失ってしまう人も少なくないだろう。

ここまでの話でもわかるように、かつては病理現象だったこの同一性拡散は、今や若者ならだれもが経験する意識といってもよいほど広く見られるふつうの心理となってしまった。さらに、同一性拡散じたいもエリクソンがこの概念を提唱した時からはずいぶん変わってきたと思われる。

まず、当初は「社会的遊びができない硬直化した心を持つ若者」に多く見られると考えられていた同一性拡散だが、今はそれとは反対に、「あまりに社会的な遊びが多すぎて、ひとつに決められない」ために起きることが多いのではないか。あるいは、社会の価値があまりに変動するため、「これかな」と思ってもまたすぐに次のよいものが生まれたり、自分が選びかけていた道が途切れたりする。そのために拡散させるつもりはなくても、自己はなかなか確立しづらい状況になっている。

あるいはそういう状況を見越して、最初から同一性の確立をあきらめている、もしくはもっと積極的に放棄している若者も少なくない。就職をせずにフリーターとしてアルバイトでつないでいく、大学を出てからまた専門学校の〝ハシゴ〟をする、外国に放浪の旅に出たり国内で遍路をしたり修験道の修行を始める……。いずれにも、あまりに大きなリスクは請負いたくはないが、ある程度の宙ぶらりん状況を自分で作り出して、その中で適度に同一性を拡散させておきたい、という心理が隠れているように思う。

でも、いつまでも同一性が拡散したままでは、やはり居心地が悪いと感じる人たちも出てくる。そういう人たちが今、しばしば選ぶのが、ある特定のイメージにではなくて自分が所属している集団の同一性に自分を合わせる「仲間性自己」の確立という道だ。ちょっと古い話になるが、みんなで同じような服装をしていっしょに遊ぶチーマー、あるいはだれかが顔を黒くして底の厚いブーツをはけばそれに右へならえするガングロコギャルなどの社会現象は、強烈な仲間性自己のひとつの例だった。

そして今はさらに、仲間性自己よりさらに抽象的な自己が生まれているように思う。それは、人にではなくて町やストリートに同一化するという自己確立法だ。今、多くの若者が路上に座り込み、平気で携帯電話で話したりごはんを食べたりしている。彼らにとっては町の一部に溶け込んでいることが、かつての「同じようなスタイルをした仲間といっしょにいる」のと同じ意味を持っているのではないだろうか。いやもしかしたら、「人に合わせる」ということすら、彼らにとってはエネルギーを要するしんどいことなので、それができなくて顔や名前を持たない町の一部に同一化する道を選んでいるだけなのかもしれないが。

いずれにしても、20代前半までにきちんとした自己を確立することができる若者など、今の社会にはほとんどいないと言ってもおかしくないほど、同一性拡散の心理はだれにとってもあたりまえになってしまった。それでも人は「何かに同一化したい、何者かになりたい」と志向するものだとしたら、私たちがこれからしなければならないことはなんだろう？　それは、「しっかりした自分をどうやって作り上げるか」ということではなく、同一性が拡散していることによるあせりや不安を解消する方法が自己確立のほかにないだろうか、とさがすことなのではないだろうか。それともやはり、人間にとって「アイデンティティの確立」にまさる目標など見つかるわけはないのだろうか？

過食

正式には神経性過食症、神経性大食症と言われている過食症だが、この問題に苦しむ女性は医学論文などで報告されているよりずっと多いと思う。

典型的な症状は、「極端なむちゃ食いとそれに続く代償行為(自己誘発性嘔吐、下剤や利尿剤の乱用)」だが、代償行為を伴わない軽症例も少なくない。この軽症例については後からまた触れることにするが、まず典型例について述べたい。

ここで言う「むちゃ食い」は、私たちの想像を大きく超えたものだ。たとえば私が以前、担当していたアイドルのように愛らしい顔をした女子大生は、コンビニで「菓子パン10個、スナック菓子5袋に肉まんとあんまんを5個ずつは買う」と言っていた。彼女はもちろん、それをひとりで食べるのだ。それも、家に着くまで待ちきれず、コンビニを出た瞬間にパンの袋を開けてむさぼるように口に入れる。

「結局、家のドアを開けるまでのあいだに、全部食べつくしちゃったこともありました」

それでも食べ足りない彼女は、家の中にある食べ物に手をつける。といっても、家にはパンや菓子はおかないようにしているから、あるのはお米や乾燥パスタなどの食材だけ。でも、彼女にはそれをゆっくり調理する余裕はない。「一瞬も待てない、とにかく何かを口に詰め込まなければ！」という強迫観念が、彼女をせき立てているのだ。

「気がついたら、台所に座り込んで固いスパゲティをぼりぼり食べていました。まるでけだものみたいな自分の浅ましい姿を想像すると、涙が出てきた。でも、食べるのはやめられない……」

そういう彼女の心の中にもともとあったのは、「とにかく食べたい」という気持ちでは決してない。それどころか、彼女はひと一倍「もっとやせたい、きれいになりたい」という願望が強い人なのだ。

やせるためにはダイエットしなくちゃ。甘いものを食べないようにしなくちゃ。そう自分に言い聞かせるだけで、手はいちばん食べてはいけないもの、つまり甘いものや炭水化物にのびて行ってしまうのだ。

以前、過食症は、激しいダイエットから移行する拒食症の反動で起きると言われてきた。長い間の飢餓状態が、「どうしても食べたい」という動物的本能にスイッチを入れる。あるいは、拒食をしている間、さらにやせるために下剤使用や自己誘発嘔吐を〝発見〟したケースが、「これならいくらでも食べられる」と安心して過食を始める。そういう報告が多かった。

しかし、今の過食はそうではない。感情的には「ダイエットしたい」とは思っているのだが、実際に激しいダイエットを始める前に、いきなり過食が始まってしまうという例が増えてきた。

あるいは、それほどのダイエット願望がないのに、なんとなく過食が習慣になっているケースもある。

そういう女性たちを見ていると、成熟拒否や女性性の拒否が原因と言われている拒食症と、やむにやまれぬ衝動からスタートする過食症は、別の病理に基づくものなのではないか、とさえ思われてくる。拒食の反動で過食が連続的に始まるのではなく、拒食の人はたまたま別の病理である過食を合併しやすかっただけ、なのではないか。

さらには最近、病理と呼ぶレベルではないほどの過食、つまり発作的に「何か食べたい！」という過食衝動がやって来て、〝自分では許されないくらいの量〟を食べてしまって失敗、というタイプの〝ライトな過食〟が増えている印象を受ける。彼女たちのほとんどは、「あー、食べすぎちゃった……」と一過性に落ち込むだけで、下剤や嘔吐は使わなくてすむ。

そういうライトなケースの話を聞いていると、彼女たちは過食以外に自分の生活について、なんとなく空虚な気分を抱き、「何かいいことないかな」といつも思っていることがわかってくる。そして、口をそろえて言うのだ。

「夢中で食べているときは、何もかも忘れられるんですよね」

さらには、これは重症例でも共通しているのだが、食べている時の記憶があまり鮮明でない、と言う人も多い。ある人は語ってくれた。

「私が本当に食べたかどうかも、さだかじゃないんです。でも気がついたら、パンの袋が散乱している中に座り込んでいる私がいたんです」

もしかしたら、過食行動中の人の脳波を測定したら、一時的に意識がちょっとだけ曇っているかもしれない。彼女たちは自発的に、ちょっとした意識低下の時間を作り出すために、過食をしているのだ。そう感じることもある。

いったい何のために？――それはもちろん、空しいだけで目標も充実感もない今の生活からちょっとだけトリップするために、だ。かつては夢中になってダイエットすることが、彼女たちに充実感を与えてくれた。やせれば、やせさえすれば、私にもきっといいことがある。そう信じて彼女たちは、はっきりした目標を設定しては自分の身を削ってきたのだ。

でも、今はもうみんながわかっている。たとえ5キロくらい体重が減ったって、特別にいいことが待っているわけじゃない。やっぱり才能や運、美貌やコネクションが人生の多くを決めてしまうのだから……。

そんなふうに〝覚醒〟してしまった彼女たちは、とりあえず自分に想像を絶するくらいの食べ物を詰め込むことで、一時的にこの現実を遮断するくらいしか、自分を守る手段がないのだろう。

「胃袋はいっぱいでも、からっぽの心」

これは、アメリカのセラピストが書いたある本にあった過食症者のことばだ。では、彼女たちが本当に「心もおなかいっぱい」になるためには、いったいどうすればよいのだろう？

パニック障害

対人恐怖症にしても不安神経症や強迫神経症にしても、ふつう神経症というのは波はあっても常に続いているもの。精神分析学的に言えば、その神経症特有のかなりがっちりした〝構造〟がその人の心の中にできあがっている（逆に考えれば、そういう構造が作られたからこそ神経症の症状が生まれるともいえる）。だから、「昨日は神経症だったけど今日はなおった」などということはありえない。

ところが、神経症の中にもちょっと特殊なタイプがある。それは、ふだんはほとんど何でもないのに、あるときだけ発作的に激しい神経症症状が起きる、というもの。その発作的な症状としていちばん典型的なのは、恐ろしいほどの不安感プラス各種身体症状、というもの。

そのような発作は、パニック発作と呼ばれる。最近はこのパニック発作という名前はよく新聞やテレビにも出てくるが、「すぐにあわててパニック状態に陥りやすいこと」と誤解している人も多い。しかし、本当のパニック発作はただの「あわてもの」とはずいぶん違って、「もう死んでしまうのではないか」というくらいの激しい不安の発作なのだ。ある教科書にはパニック発作の具体的な説明がこう書かれている。とてもわかりやすいので、一部を変えながら引用させてもらう。

「典型的なパニック発作の症状は、三つ。動悸・頻脈、息苦しさ・過呼吸、このまま死ぬという恐怖」

つまり、不安のほかに心臓や呼吸の異常感もともなうので、本人は「これは命の危機なのではないか！」と思いこむのもあたりまえ。そこで不安がさらに大きくなり、そうするとさらに脈や呼吸が乱れ……という悪循環が形成される。そうして、ひどいときにはその発作が30分から1時間も続くことになるのだ。そのあいだには、この三つの症状のほかにも、吐き気、めまい、手足のしびれや冷え、腹痛なども起きることがある。

もちろん、パニック発作を起こす背景に何か具体的な悩みや慢性的な軽い不安状態、あるいは仕事のストレスやくよくよしやすい性格、といった原因が隠れていることもある。たとえば、前から「飛行機が苦手」と思っている人がどうしても飛行機に乗らなければならなくなったとしよう。飛び立つ前から、「いやだな、いやだな」と不安状態が始まっていることは容易に想像できるだろう。そして離陸して気流の悪いところを通過し、ガタガタと揺れたら、もうたいへん。コップのふちまで来ていた不安はいっぺんにあふれ出して、パニック発作が始まってしまうことになる。

ところが最近の研究では、「原因もないのに起きるパニック発作」も少なくないことがわかってきた。というよりむしろ、安定した性格の人が突然、何の原因もなくパニック発作を起こすことも多いのだ。

このタイプのパニック発作は、「心の中に何か原因があって慢性的な不安状態が起きている」という第一段階に続いて起きるものとは、ちょっと分けて考えた方がよい。もっといえば、「神経症とは関係ないパニック発作」。

以前は、このふたつ、つまり「神経症的なパニック発作」と「神経症とは関係ないパニック発作」を区別せずに考えたり、治療したりしてきた。両方を合わせて、「心臓神経症」などと呼ぶ医療者もいた。でも、ここまでの説明でもわかるように後者のタイプのパニック発作の人に対して、「性格に問題があるかもしれないのでゆっくり考えてみましょう」などと言ってもあまり意味はない。本人も「私、自分でも気づかないけれど職場や家族関係に何か悩みでもあったのだろうか？」といたずらに傷ついてしまうだけで、かんじんのパニック発作の方はちっともなおらない、ということにもなりかねない。

おそらく後者のタイプの「原因なきパニック発作」は、心の問題ではなくてからだの方の自律神経系の問題だと考えられている。単純な言い方をすれば、「ちょっとの気温の変化で汗が出やすい体質の人」がいるのと同じように、「何らかの環境の変化などがひきがねでパニック発作が起きやすい体質の人」がいるのだ。

では、後者のタイプの人に対してはカウンセリングなども意味がないとするなら、いったいどうやって治療をすればいいのだろう？　実は、後者には「神経症的なパニック障害」の人たちちょりずっと薬が効きやすいことがわかっている。どの薬が効くかは、人によってある程度違うようで、抗不安剤のこともあればうつ病の薬のこともある。「これが私にはいちばん効く」という薬が見つかるまでは、何種類かを試す必要はあるが、それさえ決まればかなりの確率で発作の出現を防止することが可能なのだ。

不安が突然、強くなるパニック発作、などときくとたいていの人は、「それってストレスなんかが関係した心の問題だよね」という印象を持つと思うけれど、実はからだの病気にかぎりなく近いわけだ。このように、「症状が出るのは心だけど、本当の原因はからだの方にある」という疾患や障害も少なくない。そういう場合は、「これってストレスさえとればいいんだから」と思いこんでヒーリングやリラクゼーションに通い続けるよりは、自分の体質を整えてくれるような薬を早く見つけて服用した方がずっと早く、安全にいやな症状から解放されるはずだ。

ココロの症状や問題だから、とにかくココロをなおさなければ。この原則が通用しないときもある。それは多くの人にわかってほしい。そしてその代表が、このパニック障害なのだ。理由ははっきりしないがパニック障害は最近、少しずつ増えているという報告もある。「ココロを鍛えればパニックも乗り越えられるはず！」と自分に言い聞かせて苦しむよりは、信用できる精神科医や心療内科医に「私のパニック発作って、からだに原因があるタイプじゃないかな」ときちんと診てもらう。自己流の「ココロの鍛錬」は、それからでも決して遅くないはずだと思う。

醜形恐怖症

醜形恐怖というのは、医学的には対人恐怖のひとつに分類される。とはいえ、この醜形恐怖は、「人と会うのがコワイ」といった典型的な対人恐怖とはずいぶん違う独特の症状だ。

醜形恐怖症の人たちは、ひとことで言えば、「自分の顔やからだが醜い」という思いこみがベースにあり、そのために人と会うのを避けることになる。しかも、彼らが人を遠ざけるのは、他人にバカにされたり傷つけられたりするからではなく、主に自分の醜さゆえ相手に不快感を与えるためなのだ。

その醜さの種類はいろいろなのだが、よくあるのは「鼻が曲がっている」「髪が薄い」「顎がとがっている」「眉が左右非対称」といった顔の細部へのこだわり、頭や胸、乳房、尻、足や腕といったパーツの形がおかしいという思いこみ、「背骨がグニャグニャ曲がっている」「腰がボコボコしている」といったややグロテスクな訴えなどが主なもの。また、「皮膚にムシが這っているようなムズムズ感がある」「顔の皮膚の下にプラスチックが入っているような気がする」といった感覚的な違和感を執拗に訴え続ける人もいる。この体感の違和感は、セネストパチー（体感症）という別の特殊な名前で呼ばれる。

こう話してくるとわかるように、この醜形恐怖の人たちが悩んでいることは、客観的に見るとあまり現実的ではない場合が多い。たとえば、実際にも鼻が高くない人が「私は鼻が低すぎるから」と悩むなら理解は可能だが、中には鼻に関してはまったく問題のない人が、「低すぎる。曲がっている」と思いこむ。そういうケースも少なくない。

それでも顔の美醜などに関しては主観も大きいので、本人が「ここは気に入らない」と言えば仕方ない面もあるだろう。でも、「背骨がグニャグニャしている」といった本人しかわからないグロテスクな訴えやセネストパチーの場合は、妄想との境目が限りなくあいまいになっていく。だから、彼らに「悩むことなんてないよ、あなたの顔はとてもカッコいいじゃない」と言ったり、「背骨はまっすぐで全然曲がってないよ」と言ったりしても、まったく慰めにはならない。むしろ言えば言うほど、「本当はおかしいのに、自分が傷つくと思ってウソを言っているのだろう」とかえって不信感を抱かせることになる。

この醜形恐怖のバリエーションと考えられ、とくに日本人の思春期の人たちに多いと言われるのが、自己視線恐怖症。

これは、顔そのものの醜さではなくて、自分の目つきや視線がきつかったりおかしかったりして相手におかしく見えるのではないか、というとても複雑な症状を指す。これは、「とにかく目立ってはいけない」「相手を不愉快にさせてはいけない」ということを重視してきた日本人独特の

〝美意識〟と関係しているとも言われているが、まだよくわからない面も多い。

いずれにしても、「私は醜い」と執拗に思い続け、「この醜さが公共の場や職場、近所でみんなに迷惑をかける」と自分を責める彼らの悩みは、とても深刻だ。

最近は、他人より自分を優先する自己中心的な人間や「私はだれより特別」と思う自己愛的な人が増えていることを考えると、この醜形恐怖はだんだん減るのではないか、と予想されていた。ところが、これは私の個人的な意見なのだが、90年代以降、新たな形での醜形恐怖症が生まれているのではないだろうか。

たとえば、爆発的なブームになっている美容整形。〝プチ整形〟というカワイらしい名前で、顎や目の下にヒアルロン酸を入れたり、目を二重になおしたり、脂肪吸引をしたりといったことが、ほとんど日常的に行われている、と言う人もいる。知人の大学教員は冗談まじりにこう話していた。「夏休みが終わって大学に行くと、ゼミの女子学生たちの顔が変わっていて、だれがだれだかわからないんだよ」

彼女たちが「どうして整形をしたいのか」という動機はさまざまだが、中には「まったくその必要はないのに」と思ってしまうケースも少なくない。それどころか、むしろ「前の方がよかったのに」と言いたくなるような場合もある。彼女たちは決して自分が醜いから整形をするわけではなく、「もっと美しくなりたいから」という前向きな理由で整形するようだが、本当にそうなのだろうか？「美へのこだわり」の背景には、かつての醜形恐怖と変わりない「自分は人より劣っている」という劣等感があるのかもしれない。あるいは「もっと美しくなればもっと人気者になれる」という主張の裏にも、「今は美しくないから、自分が世界の中心になれないんだ」といったネガティブな思いや、さらには「だからまわりの人にもきらわれている」といった思いこみもあるのかもしれない。

そう考えていけば自己愛の時代に生まれ変わった醜形恐怖症が、今のコスメや整形の爆発的なブームとも言えるのではないだろうか。

美と醜に対するこだわりは、すぐに客観や理解可能な世界を大きく超え、思いこみやその人だけの確信、あるいは妄想の域にも達してしまう。これはいつの時代も変わらない真理なのかもしれない。

恋愛妄想

恋愛には多かれ少なかれ、常識を逸脱した要素や病的な要素があることは、だれもが認めるところだと思う。というより、病的なところが何もない恋愛などつまらなくてやっていられない、とも言える。

しかし、やはり本格的に病的な恋愛というのも、この世にはある。その代表的な例が、恋愛妄想だ。「エロトマニー」という別名から「色情狂」を連想する人もいるようだが、それとはまったく違う。

恋愛妄想の核心にあるのは、愛しているのは自分ではなく相手なのだ、という思い込み。しかも、典型例ではその相手は自分のまわりにいる人とはかぎらない。教科書的には、「男性の場合は女優や歌手、女性の場合は政治家、作家、司祭、医師などが対象として選ばれることが多い」と言われている。つまり、ふだんは手の届かない異性やいわゆる自分より地位の高い有名人などが、「一方的に自分を愛している」と確信するわけだ。

もちろん多くの場合は自分もその相手に何らかの関心なり好意なりを抱いているわけだが、中には「私の方はあんな人のことはまったく好きじゃないのに」と相手の〝愛情〟を迷惑なものと思っている人も少なくない。彼女（彼）はある日、突然、作家やタレントに抗議の手紙を書く。「私にこれ以上、おかしな視線を送ったり、私のことを話題に取り上げたりするのはやめてくださ い。迷惑しています。私には夫もいるのです」。送られた方は、名前も知らない相手からの〝愛の拒絶〟に驚愕してしまうだろう。

もちろん、顔も見たこともない相手が恋愛妄想の対象に選ばれることは、まずない。そうであれば、テレビやインターネットなどのメディアの普及によりこの恋愛妄想が増えているのではないか、ということはだれにでも想像がつくであろう。正確な数はわからないが、そうと思われるケースは多くなっている印象がある。相談してくるのは、〝愛されている〟側ではなくて、〝愛していると思われている〟側が多いのだが。

最近、とくに目立つのは、この恋愛妄想の対象として女性アナウンサー、いわゆる女子アナが選ばれるケースの増加だ。美貌と知性を兼ね備えた彼女たちだが、女優ほど近寄りがたい存在ではない。また、ニュース番組などに出たときは、カメラを正面から見すえて原稿を読み上げる。つまり、テレビの前の視聴者と長時間、見つめ合うような状況になる。そういったいろいろな要因が重なり合い、「彼女はぼくの方ばかりを見て話している。ぼくのことが好きに違いない」と恋愛妄想を持つ男性が出現しやすい状況ができ上がっているようだ。

「あなたのファンなんです。なんとか一度、会ってください」という熱心なファンなら、断ったり握手でもして帰ってもらったり、と対処する方法もある。しかし、「あなたの方がぼくを好きなんだろう」という確信のもとに行動する恋愛妄想者には、なかなか対処の方法がない。しかも恋愛妄想は、段階を踏んで発展していくことが知られている。「そんなに自分のことが好きなら応えてやってもいい。結ばれるのは運命なのだろう」という希望の段階、「私が応えてやっているのにちっとも反応がないのはおかしい」という怨恨の段階、そして、「自分にさんざん迷惑をかけたくせに誠意を見せられないのなら、復讐してやる」という憎悪の段階がそれだ。

好きな相手をとことん追いかけるストーカーの中には、この恋愛妄想の第二、第三段階の人が相当数、含まれると考えられる。彼らは「自分を愛しているのは相手の方だ」という思い込みとともに、「ふたりは結ばれるべきだ」「相手が愛を示さないのはおかしい」と信じているので、「私はあなたのことを好きじゃないんですよ」という単純な説明や、「これ以上、つけ回すのはやめてください」という強硬な態度は、まったく効果がない場合もある。それどころか、強気の態度に出ると、「可愛さあまって憎さ百倍」のことば通り、いやがらせや暴力という手段に訴えることもある。

何年か前、こういった恋愛妄想の男性に因縁をつけられ、ついに命を奪われてしまった地方局の女性アナウンサーがいた。その事件の影響もあり、女子アナの中には局の住所録にも一切、住所は載せない、タクシーに乗っても自宅から少し離れたところで降りてドライバーに家を知られるのを避けるなど、涙ぐましいほどの努力で身を守っている人もいるようだ。

しかもこの恋愛妄想、最近は有名人やスターの間だけではなくて、どうも会社や大学の中でも簡単に起きるようになっている気がする。では、この恋愛妄想そのものにならないようにするには、また恋愛妄想の対象にならないようにするには、いったいどうしたらよいのだろう？　実は、「これ」といった方法はない。ただ、いったん対象になってしまった場合は、決して軽く考えない方がいい、というのは事実。とくに相手を嘲笑するような態度は、一気に怨恨から憎悪へと病の段階を発展させてしまう危険がある。神経質になりすぎる必要はないけれど、そうかなと思ったら、まず慎重に情報収集して信頼できる上司や先輩にも相談して、協力をあおいだ方がいい。

無邪気なあこがれから犯罪につながる恋愛妄想まで、恋愛って本当に幅が広くやっかいなものだ。でも、たとえ危険と隣り合わせとわかってはいても、だれも恋愛するのはやめられない、というのもまた人間の真実。

事故頻発人格

先日、ある大学の先生がしみじみ語っていた。「いやー、最近の学生はケガや事故を起こしやすくて困ってるんですよ。簡単な実験で火傷をしたり、屋上で遊んでいて落ちそうになったり。考えられないような事故ばかりなんですよ」

その先生は、「おそらく今の学生は子どものときに木登りや川遊びで身体感覚が養われていないから、そういうことになっちゃうんでしょう」と説明していた。

もちろん、その先生の言うように、現実体験の不足も事故の原因であることは確かだと思う。でも中には、どう考えても偶然としか思えないような事故を何度も繰り返す人もいるのではないだろうか。「どうしてあの子ばかり、危ない目に遭っちゃうんだろう？　お払いでもしてもらった方がいいんじゃない？」と言われるような。私の知人でも、歩道を歩いていてバイクと接触して骨折したかと思うと、その治療で通院しているときにまた別の交通事故に遭い、入院しているあいだに隣りのベッドの人がこぼした熱湯が足にかかり……という人がいた。

精神分析学では、一見、偶然または不可抗力としか思えない事故を繰り返す傾向やそういう人を、特別な名称で呼んでいる。「事故頻発人格」というのがそれ。もちろん、ほとんどの場合は単なる偶然なのだろうけれど、中には、度重なる事故にその人の無意識の問題が関係している場合があるというのだ。

ある精神分析学者は、もともと「権威者」に対する敵意や攻撃心が強いのにその傾向を必死で隠している人が、ついにそれを抑えきれなくなったときに事故が起きるのでは、と言っている。つまり、本当は攻撃をしかけたい相手は外にいるのに、「そんなこと思っちゃいけない」というセーブが強く働いているため、敵意がブレイクするときさえそれが自分自身に向かってしまうというのだ。「あの人を恨んだり憎んだりする自分なんて、ひどい目にあって当然だ」という気持ちがベースにあるため、わざとではないのだが、つい事故が起きやすいような行動や状況を選択する。一種の自罰行為だ。

私がかつて担当していた人の中にも、そういうタイプがいた。屈強な身体を持った30代の彼は、一家の中心として妻や両親、3人の子どもたちからいつも過剰に期待されている。専門的な技能も資格も身につけていない彼にとっては、一家5人を支えなければというプレッシャーは、相当なものだったと思う。

そういう日々のあと、彼は職場で頻繁に事故を起こすようになった。重い荷物を足の上に落としたり、高い場所から転落したり。「自分ばかりなぜか危険がともなう仕事がまわってくるんですよね」と、彼自身も自らの不運を不思議がっていたが、ひとつが治ったかと思うとまたすぐ事故にあってしまう。

身体的な事故が続き、心理的にもだんだん抑うつ状態になってきて精神科を受診したときは、彼は数ヵ月以上も仕事を休み続けている状態だった。

私としては抑うつ状態だけの治療をするつもりだったのだが、その間も小さな事故は続いた。最初は気の毒に思っていたのだが、「また駐車場で同僚のクルマに追突されちゃって」「今度は棚から頭の上に荷物が崩れてきて」などと報告する顔にあまりに深刻さがないので、ちょっと疑問を抱くようになった。

かと言って、状況をきく限りではわざと事故を起こしているとは思えない。あるいは、小さなケガを大げさに申告しているわけでもない。一歩間違えれば命も落としかねないような事故さえあった。「生活も苦しいし早く働かなければ」という気持ちは十分にあり、本人なりに頻発するケガや事故に心を痛めているようでもある。

そこではじめて「事故頻発人格」のことを思い出して、前任の治療者のときに行った心理テストの結果を見返してみた。すると、やはり彼にはかなり強い攻撃衝動があることがわかった。欲求不満の度合いもかなり高い。心の中には、表面のおとなしそうな様子とは相当違うものがひそんでいるのだ。それから、その点に注意しながらカウンセリングを進めた。

すると彼の内面は、「一家を守りながらがんばろう」と覚悟を決められるほどには成熟していないことがわかってきた。「オレだってまだまだやりたいことがあるのに」といった不満が渦巻いているようだったが、それをはっきり口に出したり思った通りに行動したりするほどの強さも持てない。「どうしてオレだけ」と思う気持ちは、いつしか「家族ばかりラクをして」という恨みに変わっていったようだ。

しかし、一方では「大黒柱である自分が、そんなことを思うなんて許されない」という気持ちもとても強い。そして、どうやらその葛藤が「自分のような人間は、痛い目に遭って当然だ」と懲罰を無意識的に求める方向へ変わっていったようだ。

もちろん、攻撃性が自分に向き、懲罰の欲求が生まれたからといって、すぐに待ってましたとばかりに事故が起きるわけではない。そこにはやはり、偶然の力も大きく働いている。でも、ケガをした彼が「弱りましたよ」と言いながらどことなくほっとした表情をしていたのは、単に「これでまだ休み続けられる」と思ったからではなくて、「自分はこういう目に遭って当然の人間なんだ」と納得することができたからかもしれない。

カウンセリングはなかなか進展しなかった。内なる攻撃性に気づかせる必要はあるが、それが自分ではなくて家族などに向かってしまったら、さらにやっかいなことになる。結局、仕事に出たり休んだりを繰り返しているうちに、私は転勤することになってしまった。

彼が本当に事故頻発人格なのかどうかは、きちんとした精神分析的なアプローチでその無意識の世界に迫らなければ判断できないが、限りなくその可能性が高かったのではないか、と今でも私は思っている。では、最近の事故に遭いやすい学生たちはどうなのだろう？　そういう若者の内面をもう一度、見返してみる必要があるのではないか。

女性の周期的気分変調

心とからだには、どのくらい関係があるのか？　単純そうに見える問題だが、はっきりした答えは意外にわかっていない。「病は気から」ということばは古くから知られているし、逆に身体的な疾患が原因となって不安やうつ症状、錯乱といった精神的な症状が起きることもある。しかし、両者の間にどれくらいの相関関係があるのか、実は科学的に検証されてはいない。

とはいえ、いくつか興味深い研究が進んでいる。そのひとつが、女性の周期的な気分変調の問題だ。

女性であればだれでも、「毎月の生理の前は気分がブルー」「生理中にはズドーンと落ち込む」といった経験をしているはず。また逆に、「生理中の方が頭がさえて、いろいろな発想がわく」という人もいる。でも、現代の多忙な生活の中では、なかなか生理だからといって早退したり休暇を取ったりはしにくいもの。また、「男女は対等」の考え方があたりまえになっている今の社会では、「生理のときの女性はいつもと調子が違う」という発想がすでに女性差別につながると見なされることもある。もちろん、男性上司が「女性は生理があるから気分が不安定だ」とでも言おうものなら、セクハラになってしまう。そういう中では、女性が逆に、自分の周期的な不調を訴えにくいという雰囲気が作られてはいないだろうか。

そういう事情もあり、生理などの性周期と女性の気分変調の問題は、なかなか科学的に研究しづらい空気があった。「女性は毎月1回、特殊な精神状態になるのだ」ということが実証的に明らかにされたら、「ほら、やっぱり女性は、いつも安定している男とは違い、からだのリズムに左右される生きものなのだ」と思う人も現れるかもしれないからだ。

その問題の研究に本格的に取り組んだのは、私が研修医生活を送った北海道大学の精神医学教室がはじめてだったと思う。北大の精神科には女性の医師もけっこう多く、みな自然な雰囲気でよい仕事をしていた。男性医師も北海道特有のニュートラルで自由な価値観を持った人ばかりで、すべての教室員は自分の性別をほとんど意識することもなく診療や研究をすることができたのではないか、と思う。私自身も、女性だからといって厚遇されたこともなければ、セクハラ的な扱いをされたこともなく、「ひとりの新米医師」として男性の先輩からも女性の先輩からも厳しくそして暖かく指導してもらった。北大や北海道内の派遣病院にいた頃はそれがあたりまえだと思っていたのだが、その後、本州の医療機関などで仕事をするようになって、「あのユニセックスな雰囲気は北海道だけのことだったのだ」とつくづく思い知らされた。

とにかく、そういった雰囲気だったからこそ、だれもが抵抗なく「女性の周期的な気分変調」の問題を科学として研究することができたのだと思う。私たち教室員はそれに相当すると思われる症例を集め、その症状や検査所見を徹底的に検討した。そして、周期的な変調は確かにあること、それはただの〝気持ちの持ちよう〟ではなくてホルモンが関係した器質的な原因によって起きていることを明らかにしたのだ。その中でも、生理の周期に一致して幻覚・妄想や激しい興奮、意識障害などを示す例がごくわずかなのだが認められ、「若年周期精神病」という新しい名称が作られた。こういうケースになると、脳波などの検査にもはっきりした変化が現れるようになる。

もちろん、大多数の場合は、変化はそれほど明らかではない。当時の北大の主任教授であった山下格氏は、女性たちの訴えをまとめてこう記している。「どこか落ち着きのない、ゆとりのない感じ、細かいところまでゆっくり楽しめず、面倒なことが我慢できず、あまり考えずに口をきいたり、いらいらして感情的になり、つい子どもを叱ってしまう。あるいは反対に何をするのもイヤで、仕事も手抜きをしてゴロゴロして過ごす」。これらもつきつめてみると、ホルモンの変動により脳の感情や意欲をつかさどる機能にごくごくわずかな変化が生じていて、それにもとづいて起きていることかもしれないということだ。

だからといってもちろん、すべてのケースで本格的なホルモン療法が必要というわけではない。ほとんどの場合では気分の変調は予測がつくのだから、その間はやや言動を慎重にするようにするとか、休み時間を多く取るようにするといった注意で、まったく問題なく乗りきれる。また、「あまり気にしないようにする」というのがかえってその期間をうまく乗りきるのに効果的、という人もいるだろう。そういった〝生活の知恵〟だけでは対処がむずかしい、という例では、漢方薬や民間療法が効を奏することもある。ただ、いろいろな方法を試してもどうしてもつらい、という人は、体内のホルモン環境の変調がかなりのレベルに達している場合もあるから、あまり悩まずに婦人科や神経科などに相談に行ってほしいと思う。

私自身は、「からだのリズムに伴って気分もちょっと変調する」というのは、決して「オンナならではのデメリット」だとは思わない。「変調」という観点だけから見ると、男にも気まぐれな人やいいかげんな人はたくさんいる。また、女性にも毎月のリズムとは関係なく気分が変わり、まわりを振りまわす人だっている。要は、性周期に伴う変調なんて予測可能、治療可能なものであり、本当に問題となる変調はもっと別のところにあるということだ。自分特有のリズムをよく知って、心身をいたわりながら快適に過ごしたいもの。

季節性感情障害

四季のある日本では、好きな季節ときらいな季節がはっきりしている、という人も多いだろう。一般的には「心うれしくなる春」「気分が開放的になる夏」「人恋しい秋」「ひたすら春を待つ暗い冬」というところだろうが、中には「春が来ると気が滅入る」「夏にはなんとなく物憂い気分」と感じる人も少なくない。

愁いつつ岡にのぼれば花いばら

これは、蕪村の有名な句。〝愁い〟の原因は示されていないが、いばらの花のむせかえるようなかおりと春のなんともいえない気だるさとが結びつくという感覚は、だれにでも想像可能なのではないだろうか。

また、ラップの世界では、「夏の暗い曲」は一種の〝お作法〟にもなっているという話を聞いた。たしかに、正式にはラップではないが、大事マンブラザーズバンドの『サマーヌード』などこの手の名曲は多い。このように、春や夏こそ気分が落ち込むというのもそれほどめずらしいことではないが、やはり〝メランコリーな季節〟といえば秋や冬というのが一般的だろう。

では、いったいどうして秋や冬は暗い気持ちになるのか？「それは寒くて外に出られないし、〝いよいよ今年も終わりか〟とわが身を振り返る機会も多いし……」といくつも説明は思い浮かぶが、それだけでがくんと調子が下がることがあるのだろうか？　それが近年、秋や冬に気分が落ち込むのには科学的理由があることが、明らかになってきたのだ。

秋や冬が苦手な人の中には、「ちょっと気分が落ち込む」というレベルではすまず、その季節になると決まって明らかなうつ病の症状を呈する人もいる。中でも、憂うつ気分より「過食や体重増加、過眠、意欲や活動性の減退、思考の制止」を主症状とするタイプが多い。言ってみれば、冬眠状態に近いイメージだろうか……。たとえ治療をしなくても春になれば自然に症状が軽快するそのうつ病は、「季節性感情障害」という特殊な名前で呼ばれることがある。研究を進める過程で、この季節性感情障害には、光を照射する治療法が抗うつ剤をしのぐ劇的な効果を上げることが経験的にわかった。このことから、「季節性感情障害の原因は、日照時間の減少が原因なのでは？」ということが明らかになったのだ。

また、季節性感情障害は従来、冬の日照時間が極端に少なくなる高緯度地方（ヨーロッパやスカンジナビア）に多いと考えられていた。ところが80年代の終わり頃、日本でも大学病院などで大規模な調査研究が行われ、症例はかなりの数に上ることがわかった。また、それと同時に一般の人たちに行ったアンケートでも、8人に1人が「冬になると気分が悪化し、社会的な活動性が落ち、睡眠時間が長くなって食欲や体重は増加する」と答えている。この中にも、潜在的な季節性感情障害が含まれているかもしれない。

これらの結果から、日本でも実はこれまで考えていたよりずっと多くの〝秋冬のうつ病〟、季節性感情障害の人たちがいることがはっきりしたのである。しかし、欧米の報告との違いもいくつかあった。たとえば、欧米ではこの障害を訴えるのは圧倒的に「若い女性」だが、日本では男女の比率はほとんど同じ。ただ、「光照射療法が効果あり」という点では変わりはなかった。

この光療法、通常は2500～3000ルクスの高照度の光を用いる。ふつうの事務室の明るさが200～700ルクスと考えれば、かなりの明るさ。光療法用の装置は、壁や天井一面に蛍光灯を取りつけたカプセルホテルと考えてもらってもいい。

さて、ではどうして光の量でうつ病になったりそれが治ったりするのか？　最近の研究では、その鍵になるのは脳の松果体から分泌されるメラトニンというホルモンが関係するらしいということが明らかになっている。光を照射することでメラトニンの分泌が抑制され、生体リズム（サーカディアンリズム）の位相を変化させることができる。つまり、「冬になって日光が減ったから、身体や精神の活動性を落とそう」というリズムをちょっとずらしてやることができるわけだ。

また、この光照射は最近、生体リズムにともなうほかの障害である睡眠相遅延症候群（夜なかなか眠れず、朝起きれない、など）や、ジェットラグ症候群（いわゆる時差ボケ）にも効果があるということが、わかってきた。この場合は、感情障害ほど高い照度の光ではなくても、十分、効果があるとも言われている。「なかなか朝起きられない人、時差ボケに苦しんでいるときは、まず日光浴をしましょう」ということになるわけだ。
感情障害の場合でも、日光浴レベルの光でもまったく効果がないわけではないと言われている。そう考えれば「正月休みはハワイで過ごす」のは、〝心の健康〟から考えても合目的的ということになる。

ただ、最初に言ったように、中にはまったく逆の生体リズムを持った人もいるらしい。つまり、春や夏など日光の照射量が増えるとかえって気分や意欲が落ち込む、というタイプ。この中には「リバース季節性感情障害」というかなり重症なケースもあるようだ。

自分は夏型か、冬型か。それを考えた上で、適正な光を浴びる量を計算し、一年の行動計画やバカンスの計画を立てる。これが21世紀的な科学的ライフスタイルなのかもしれない。

「香山ココロ週報」の日記から　２０００年11月〜２００１年2月

11月5日（日）

昨日と今日は自分に無頓着な私でも「さすがにキツイなー」と思うほど、息づまる移動が続いた。

朝、東京から大阪に行って大阪市立中央図書館で講演、午後から京都に移動して日本文化デザイン会議のパネリスト、夜は京都での別の企画に参加、日曜朝はまた大阪に戻って大阪市立大学へ行って帰京。所用で弟に電話してこの移動の状況を話すと、「オマエ、穴あき包丁の実演販売でもやってんじゃないのか」と言われた。

日本文化デザイン会議に参加するのは2回目なのだが、前回は「〝文化人〟と称する人がこんなに一堂に会して、自分たちのこのギョーカイでの生存を確認し合う集いか」などとひどく屈折した見方をしてヒネた態度を取ってしまったのだが、今回は私もオトナになったというか鈍感になったというか、「聞きに来られる人たちも真剣だし、参加したからにはひとりで拒絶的にならずにちゃんと話そう」と思った。……謝礼をいただいているのに拒絶とか反感とか言ってもナンセンスなのですがね。

さて、夜は人気サイト「菜摘ひかるの性的冒険(http://www.natsu.net)」の菜摘さんたちとゴハン。この日記読んでる人は、「友だちと食事」「カレと映画へ」といった記述がきわめて少ないのにビックリしていると思うが、前にも書いたようにそれは端折っているわけではなくて、本当にそんな奇跡は起きないんで。

でも、菜摘さんは、私からムリにでも誘ってゴハンつき合ってもらいたい人のひとりなのだ。この晩も仕事の話、プロレスの話、それに女のコっぽいコスメや洋服の話で盛り上がる。これこれ、この「女のコのロッカールームでの会話」にあこがれていたんですよ、私は。ほかの人には「いいトシして何？」と言われそうだが、菜摘さんなら笑ってつき合ってくれるのではないか、と思っちゃうんですよねぇ。そういうノンキな話のあと、歌人・林あまりさんの選集『ベッドサイド』（新潮文庫）を強く推薦しておいた。一首だけ無断引用すると、「結婚も出産も女であることもどこか遠い街の出来事」。

胸を衝かれて目を伏せるしかないですよね。林さんと言うと「官能的な作品で知られる」なんて艶っぽいイメージで評されることが多いんだけど、私は全然違うと思う。地の涯てまで押し流されてきて、そのギリギリのところで膝まずいて「……神さま」と口に出した言葉。そんな感じがする。ぜひみなさんも読んでみてください。

11月10日（金）

大学での仕事の後、「行動病理学基礎論」の講義を1コマだけ行いに京都大学へ。なぜあんたが京大へ⁉と思う人もいるかもしれないが、この講義全体を担当している大学院人間・環境学研究科の新宮一成先生は精神科医でもあり、長きにわたって勝手に私淑させていただいているのです。それで新宮教官の方も「ドジでノロマなカメ（古い）」にチャンスを与えようといろいろ配慮してくださっているのだが、小出監督と高橋尚子選手のようには行かず、スベることも多い私なのであった。

この日も例の「ネット心中事件」のことを糸口に、「ハイテクノロジーとオカルト世界・情緒的世界は相性がよいのはなぜか」というテーマで話したのだが、後できいたら「ほかの講師たちは精神病理学の基礎をちゃんと話した」とのこと。奇想天外な話を静かにきいてくれた京大生のみなさん、ごめんなさい。

ちなみに新宮先生の『夢分析』（岩波新書）は、本年度のサントリー学芸賞を受賞することになっている。夢占いじゃない夢の本を読んでみたい人には絶対におすすめの一冊です（講義で失敗したおわびに言ってるわけじゃありません）。

11月11日（土）

今日は神戸大学の六甲祭で講演。講演ばっかりしていつ仕事してるんだよ、と思われそうだ。私も「自分の本職は何なんだ、講演は本分じゃないだろう」と反省することも多い。

でも、とくに大学の学園祭関係だと実行委員の学生さんがとても熱心に依頼してくることが多く、「来年からはマジメにやることにして、今年はちょっと講演もやったっていいじゃない」とつい受けてしまう（結局、それがこの3年ほど続いている……）。私もまったくヤル気のない学生ライフをやっていたのに、なぜか学園祭だけは一生懸命だったのも関係しているのかもしれないが。

ちなみに私が学生のときにやった最大の企画（ちょうど20年前だ、嗚呼……）は、「映画『フリークス』の上映と荒俣宏・松岡正剛・巻上公一氏による座談会」だ。うーん、若かったというか今とあまり変わらないというか。それにしてもその3人は今も各方面で活躍しているというのが、いちばんすごいな。でも、当時、

『フリークス』のフィルムを管理していた「アートシアター新宿」の佐藤重臣さんだけは亡くなってしまった。

11月13日（月）

夜、仕事が終わってからあわてて日生劇場に出かけ、石井眞木の新作オペラ『閉じられた舟』を観に行く。え、プロレスじゃなくてオペラ？　後楽園ホールじゃなくて日生劇場？　と驚く人もいるかもしれないが、これにはちょっとしたわけがある。新聞に載ったこのオペラの紹介を読むと、「閉じられた舟」とは平安時代に熊野のお寺を中心にして行われていた「補陀落渡海（ふだらくとかい）」という修行をテーマにしているらしい。

これは、僧侶が文字通り戸を釘で打ちつけられ「閉じられた舟」に乗り、はるか海上にあると信じられていた補陀落山を目指して帰らぬ旅に出る、というもの。この舟に乗るというのは、現実的には成仏＝死を意味している。

以前、ここでも何度か書いたように生きたまま土中に埋められてミイラ仏になる即身仏とも共通する「死を前提とした修行」だ。もちろん、現代の考え方で言えば自殺の一種ということになってしまうが、当時はそれが宗教的行為として肯定されていたわけだし、行う人にも「生きているのがイヤになったから死のう」といった気持ちは少しもなかったであろう。

それにしても、その修行を始めようとしたとき、行っている途中、そしていよいよその日を迎えたとき、彼らはどういう心理状態にあったのだろうか。そのあたりのことにとても興味がある（精神科医としてというよりあくまで個人的に、だけど）。

しかも彼らは、自分が極楽浄土に行くためではなくて、衆生を救済するために自ら進んで自分の命をすてる決意をした（と言われている）のだ。このあたりは手塚治虫のマンガによく出てくる古代の神への〝いけにえ〟とも、死んだ王とともに臣下が墓に埋められるという風習とも違う。強いて言えば殉教となるのだろうが、彼らの顔は仏や極楽の方ではなくて大衆の方を向いている。

というわけで、期待して出かけた『閉じられた舟』であるが、補陀落渡海の解釈が私とはずいぶん違っていた。その舞台でドイツ人の歌手が演じる僧侶・智暁は、舟に乗ってしまったことを後悔し、恐怖や飢えのためにもがき苦しみ、仏に救いを求める。

そうやってたどり着いた先が極楽かと喜ぶが、実はそこは閻魔大王が仕切る地獄。そこでも智暁はあわてふためいて慈悲をこう。そして、めでたく命が与えられ、「もう一度、今度はしっかり修行してくるように」と生還が許されるのだ。つまり、補陀落渡海やそれで命を失うことが徹底的にネガティブなものとして描かれている。ここにあるのは「生きてこそ」（そういうタイトルの映画があった。アンデス山地に墜落した飛行機の生存者が死亡した人の肉を食べながら救出を待った、という実話に基づいた話）という価値観だ。死は悪、生こそが善なのだ。

しかし、私がちょっとだけ調べたところによると、実際にはこの補陀落渡海は熱狂的とも言えるほどの華やいだ雰囲気の中で行われていたという。おそらく乗る方も送る方も一種の躁状態にあったのだろう。

よくひいきの球団が優勝すると川に飛び込む人がいて、中には命を落としてしまう不幸な事件になることもあるが、それにちょっと近いかもしれない。とにかく、この命と引き替えの宗教的行為は、歓喜や祝福の感情とともにあったような気がする。そこに至るまでの修行に耐え、多くの人々のかわりにそれを遂行する権利を与えられた僧は「勝利者」なのである。

オペラ『閉じられた舟』はヨーロッパで上演されて人気を呼んだときいたが、近代合理主義者である彼らには「舟に乗って死んでいくことは喜びである」という屈折した感情などよくわからないと知っているので、作者はあえて僧侶を、航海に出たとたん情けなく「助けてください」と命乞いをする人物として描いたのかもしれない。しかし、実際の渡海ではこの智暁が最後に許されるような生還は、必ずしもよいこととは見なされなかったであろう。

では、なぜ日本人は昔から殉教のような行為を崇高だと思い続けてきたのか。もちろん、今はそんな修行スタイルなどないが、それでも即身仏などに関心を示す若い人がこんなに多いということを考えれば、やはり日本人は完璧な近代合理主義者にはなれなかったと言えるかもしれない。

それにしても、そのオペラ、お客さんの入りがあまり良くなかった。なんだか深遠なテーマでむずかしそう、と敬遠する人が多かったのか。実際の舞台は、暗黒舞踏の大駱駝館のダンサーが出てきたり、本物の僧侶が声明(しょうみょう)を唱えたり、横笛を奏でる美人演奏家が登場したり、となかなか楽しかった。だから全体をひとつの大がかりなショーとして見せることも可能なんだろうけど、「オペラ」となるとそうもいかないのか。なんだかもったいない。

その意味では、一昨年の坂本龍一オペラ『ＬＩＦＥ』の方がよほど「エンターテインメントとして見てください」というサービス精神にあふれていた。まあ、それはそれなりにすべっていたけど。

しばらくぶりに「とにかくお客さんを楽しませなければ」ということを最優先するプロレス以外の興行、いや舞台を見たら、いろいろ考えさせられることも多かった。

11月17日（金）

今週は映画評のため、新作を2本、ビデオで見た。

1本は、ヒマラヤ山地で暮らすネパールの人々の生活をドキュメンタリータッチで描いた『キャラバン』。私は、文明が遅れている（と思われている）人々の暮らしを先進国の人がのぞき見て、「すばらしい自然ですね」「これが本当の幸せですね」などと勝手なことを言うというニセ文化人類学的な態度というのが、どうも好きじゃない。

うまく説明できないのだが、これは日本のいろいろな町で行われる「なんとか映画祭」「なんとかシンポジウム」などに代表される町おこしイベントでも感じること。

結局、東京とか大阪にいる学者、タレント、文化人などがやって来て、「わぁー全然ビルがない！」なんて無邪気に喜んだりするだけ。「いいわー、私もこんなところに住んでみたーい」などと言うけれど、その日の夜には東京にトンボ帰りしてカフェでキャラメル入りのコーヒー飲んだりしている。

とはいえ、私もときどきそういうイベントに招かれ、「わぁーすごい山！」みたいなことを言っているような気もする。でも、この日記を見てもわかるように、とくに私なんて基本は「室内・ネット・お弁当やお菓子」だから、本気で訪れた町や村のために尽くそうという気持ちにはなかなかなれない。半年もすれば、その村の名前も思い出せなくなるかもしれない。

私自身、北海道でしばらく病院につとめていたときは「町おこしをする側、都会の人を招く側」の人たちの近くにいたこともあったので、よけいにそんな矛盾を感じるのかも。……なんてことをつい考えてしまって、素直に映画を楽しめなかった。

でも、考えるスイッチを切れば、映像と音楽は抜群に美しい。実は、「西洋人が秘境にカメラ持ち込んで彼らの生活を乱して、それでいいわけ⁉」なんて言いながら、ラマ僧の唱えるマントラに女性ボーカルをかぶせた東洋のエニグマっぽい音楽が気になり、しっかりサントラは買ってしまった私。

もう1本の映画はアイスランドの巫女系カリスマ・シンガー、ビョークが主演する『ダンサー・イン・ザ・ダーク』。監督は『奇跡の海』と同じ人で、あれは妻から夫への無償の（しかもちょっとズレた方向への）愛の話だったけれど、今度は母から息子への愛。

とはいってもやっぱり「母さんがよなべをして手袋……」の世界とは違っている。本人は命をかけるくらい真剣なのだが、まわりは「なんか違うんじゃない？」と違和感持ち続けたままラストまで連れて行かれる。

そのファナティックで無邪気な母親役に、ビョークはまさにぴったり。でも、とくにネットなんかやってると、自分で書いた先からそのことばがきちんとした活字となってモニターに現れて、それを自分で読み返したりできるでしょ。そうやって自己を対象化して客観的にながめる近代人っぽいクセはますます強化されるばかりで、「だれの目も気にせずに愛に没頭」的なことはいよいよできなくなるよね。

あ、違うか。だからこそこういう映画が天然記念物的な価値を持つのか。そう考えればネパールの秘境拝見映画も、自己省察なき愛の映画も、同じってことなのかな。なんか自分が腐りきっているようで悲しいけれど。

11月21日（火）

コートなしで松本に出かけたのはツワモノっぽくはあったが、しっかり風邪をひいた。私はふだん風邪をあまりひかないので、どう対処してよいのかよくわからない（精神科医だって医者のハシクレなのに……）。とりあえず予定通り行動する。というわけで夜、舞踏の室伏鴻のソロ公演「Edge」を見に行く。「えー、ムロブシ・コウ？　なつかしいなー」と思ったあなたは、「東京オリンピックを覚えている」という世代ですね……。

現在は日本にいるよりヨーロッパにいる方が多いという室伏鴻は、舞踏（暗黒舞踏とも言われる）の創始者・土方巽に69年から師事、麿赤児率いる大駱駝館の旗揚げにも参加、といった経歴を持つ大ベテラン。

私は学生時代、けっこう舞踏を見ていたのだが、それは「子どもの頃を過ごした小樽は暗黒舞踏の北の拠点だったから」というきわめてローカルな理由によるもの。ビショップ山田率いる北方舞踏派などが頻繁に古い倉庫や商家を使って公演を行っていて、〝ご近所感覚〟で出かけていたのだ。でも、ほとんどストリップみたいに半裸で白塗りの女性ダンサーを見に来ているおっさんとかもよくいたから、わけもわからずに来ていたのは私ばかりではなかったと思う。

そういえばその頃よく、小樽市立体育館であったプロレスにもまったく同じ感じで出かけていたことを考えると、私は「ちょっと正統派じゃない身体表現を〝ご近所感覚〟で見に行くのが好きだった児童（？）」ということになるかもしれない。でも、そのあと舞踏集団はつぎつぎ小樽を離れ（やっぱり経済的に苦しかったのだろう）、舞踏はやっぱり北の町には根づかなかったのか、とちょっと悔しい思いを味わった。

超個人的な話で申し訳ないが、プロレスファンに批判されることも多いみちのくプロレスを、私が今でもなんとなく応援し続けているのは、あの団体が「地域密着型プロレス」を掲げ、今でもきちんと東北の小さな町をサーキットし続けているからかもしれない。

というわけで、過去の懐かしくも苦い記憶なども思い出しつつ出かけた室伏鴻公演であったが、それが期待していたよりずっとよかった。かっこよく飛翔するバレエの肉体ではなくて、重力や自分の重さに屈し、ひきつりながら地べたを這う舞踏の肉体。それは相変わらずなのだが、室伏の動きはあまりに激しく、あまりにいびつなので、だんだん壊れた機械かマンガ『寄生獣』に出てくる異生物に見えてくる。しかも、理由はよくわからないけれど、それはどうしても〝昔からある何か〟にではなくて〝未知の何か〟に見えてしまうところが不思議だ。だから、「ああ、おなじみの暗黒舞踏ね」と古臭く感じることもなかった。

私自身は運動能力がまったくないし、自分の風邪にもうまく向き合えないくらい身体感覚が欠如しているのだが、自らの身体性に鋭敏な人がそれを非日常的に操ってみせるのを、観賞しているのはとても好きだ（しつこいけれどだからプロレスが好きなのだろう）。

11月25日（土）

日本女医会北海道支部が主催する市民講座で講師をつとめるため、札幌へ。札幌は私が生まれた町だが、幼い頃にそこにいたときの記憶はほとんどない。次に札幌に住んだのは、大学を卒業して研修医として北海道大学の精神科医局に就職したとき。

同級生の友だちのほとんどは、とりあえず母校である東京の大学病院で研修をスタートさせることになっ

豊田正義

男たちのED事情 ★

40〜70代の男性のうち約半数が悩んでいるとも言われるED（勃起障害）は、ペニスの病であると同時に「心の病」「関係性の病」でもある。男性問題の自助団体「メンズリブ東京」代表の著者が、EDに悩む男性たちの生の声に耳をかたむけ、専門医の意見もまじえながら克服法をさぐる。悩める男性とそのパートナー必読の書。

一六八〇円

ジュディス・ラパポート　中村、木島訳

手を洗うのが止められない ★

——強迫性障害

何時間も続けて手を洗う。部屋中に砂糖をまく。ゴミで埋まった家に住む。家の戸をくぐれない。髪や睫毛を抜かずにはいられない——。全米で400万人以上が苦しむ強迫性障害。この病と20年間むきあってきた精神科医が、病を隠し不安に苛まれる患者たちの生の声を聞きとり、具体的な治療法を綴る。騒然たる話題を呼んだ感動のメディカルエッセイ。

二九五七円

竹内敏晴

思想する「からだ」 ★

「人は存在そのもので語る。だがそれを差し出すことを選ぶことにおいて『私は人』となる」。思想する「からだ」——それは思想への境界線に立ち、耳を澄ませている「からだ」である。人と人が出会い、じかに触れあい、コミュニケーションすること、人間が人間であることの源に関わってきた著者の、この十年間の思索と実践のすべてをあかす書。

一八九〇円

山下泰司

雨のち晴子 ★

生まれてきた子どもは水頭症だった。世界一周旅行にも出かけていたお気楽フリーランス夫婦の生活が、〝晴子〟が生まれてから一変。はじめて生まれて来た子どもに障害があった時、親は何に不安を感じどう行動するのか。未知のことがらに対して持ち前のバイタリティで立ち向かう、普通の家族の普通じゃない日常を綴る「子育て」エッセイ。

一八九〇円

リー・ベアー

強迫性障害からの脱出 ★

越野好文、五十嵐透子、中谷英夫訳

自分の思考や行動をコントロールできないやっかいな病、強迫性障害。この病にもっとも効果があるのは行動療法だといわれている。その第一人者による、自分の家で自分で治すための最新・実践テキスト。薬との併用について、実際の問題点などをQ&A方式で回答。日々の暮らしのなかでこの病に深刻に悩む多くの人びとの福音となる本。

二三一〇円

オリバー・サックス　佐野正信訳

手話の世界へ　★

〈サックス・コレクション〉

音声言語にまさるともおとらぬ豊かな表現力をもつ「手話」。手話が禁じられた時代から今日まで、ろう者の歴史を辿りつつ人間の脳の驚くべき潜在力を明らかにする。人間のコミュニケーションに新たな可能性をひらくこの言語を通して、ろう者の文化に光をあて、言葉とは何か、人間とは何かを新しい視点で捉えなおす優れたメディカルエッセイ。　二一四一円

オリバー・サックス　高見幸郎・金沢泰子訳

妻を帽子とまちがえた男　★☆

〈サックス・コレクション〉

人間への信頼をとりもどすために――。映画『レナードの朝』の原作者、脳神経科医サックス博士がつづる24の感動の物語。脳神経に障害をもち、不思議な症状があらわれる患者たち一人一人の豊かな世界にふみこんだ、人間の心と体への深い洞察にみちた傑作メディカル・エッセイ。「科学的な物語が、同時に感動的だとは驚くべきことだ」（読売新聞評）　二九八二円

オリバー・サックス　石館康平・石館宇夫訳

レナードの朝　★☆

〈サックス・コレクション〉

若き脳神経科医サックスが赴任した病院には食欲も人間らしい表情もない半昏睡状態の患者たちがいた。彼らはサックスの渾身の治療によって数十年の眠りから「めざめ」るが、それもつかのま、恐ろしい「副作用」との闘いがはじまるのだった。レナードをはじめ、病とともに生きる20人の患者たちと正面から向きあった感動の記録。傑作医学エッセイ。　二九五七円

オリバー・サックス　後藤眞・石館宇夫訳

偏頭痛百科

〈サックス・コレクション〉

シーザー、カント、フロイトはじめ、有史以来、人類の十人の一人が苦しんでいる偏頭痛。その苦しみは過去二千年にわたって語りつがれてきたが、その正体はいまなお解明されていない。誰にでも思いあたる豊富な症例を分析、その原因と治療法をわかりやすくまとめた世界で初めての本。20世紀の優れたクリニカル・ライターによる画期的な本。　二九四〇円

オリバー・サックス　金沢泰子訳

左足をとりもどすまで　★

〈サックス・コレクション〉

左足に大ケガを負った脳神経科医サックス。手術し傷は癒えたが、なぜか左足が自分のものだと感じられない。神経障害のため、脳のなかの左足のイメージが失われてしまったのだ。すぐれた医者が、回復までの自己の症状の変化と「患者」として生きる者の内面をつづる。心とからだ、病と癒し、患者と医者のありかたを考えるメディカル・エッセイ。　二二〇五円

晶文社　愛読者カード

お名前《ふりがな》　（　　歳）　ご職業

ご住所　〒

Ｅメールアドレス

お買上げの本の
書　　名

本書に関するご感想、今後の小社出版物についてのご希望その他

ホームページなどでご紹介させていただく場合があります。（諾・否）

お求めの書店名		ご購読新聞名		
お求めの動機	広告を見て（新聞・雑誌名）	書評を見て（新聞・雑誌名）	書店で実物を見て	その他
			出版ダイジェスト〃	
			晶文社ホームページ〃	

今後、新刊案内〔**「出版ダイジェストの特集版」**〈奇数月１日刊に掲載します〉〕などお送りする際の資料といたしますので、次のアンケートに該当される方は、（　）内に○印をお付け下さい。

1.（　　）既に新刊案内が送られている。
2.（　　）新刊案内が送られているが重複している。
3.（　　）新刊案内が送られているが今後中止してほしい。
4.（　　）新刊案内を送ってほしい。（今まで送られていないので）

ご購読、およびご協力ありがとうございます。なお、2・3および住所変更をお知らせ下さる際は、必ず帯封に記載されているコード番号もご併記願います。

郵 便 は が き

料金受取人払

神田局承認

5691

差出有効期間
平成15年10月
31日まで
(切手不要)

1 0 1 - 8 7 9 1

(受 取 人) 0 3 4

東京都千代田区
外神田2-1-12

晶文社行

◇購読申込書◇

ご注文がある場合にのみ
ご記入下さい。

■お近くの書店にご注文下さい。
■お近くに書店がない場合は、この申込書にて直接小社へお申込み下さい。
送料は代金引き換えで、冊数に関係なく一回380円になります。
宅配ですので、電話番号は必ずご記入下さい。

(書名) ¥ ( )部

(書名) ¥ ( )部

(書名) ¥ ( )部

ご氏名 ㊞ TEL.

ご住所 〒

田口ランディ
根をもつこと、翼をもつこと ★

多発する幼児虐待事件、成人式で暴れる青年たち、8月6日の広島で体験したこと、いまも地雷が埋まるカンボジアの現実……、いま生きていくのはキツくてたいへんなことだけれど、でも私たちには想像力という魂の翼がある。『できればムカつかずに生きたい』で第1回婦人公論文芸賞を受賞した作者による、待望のエッセイ集第4弾！

一四七〇円

田口ランディ
できればムカつかずに生きたい ★

どうしたら傷ついたり、めげたりしないで、強く生きられるんだろう。ひきこもりの末亡くなった兄のこと、大人に絶望していた17歳の頃について、犯罪被害者は恨みつらみをどう晴らせばよいか、プチ家出をする少女たちの心情……事件、心の病、家族・世代間の軋轢などを題材に、インターネット人気コラムニストが贈る、ピュアな心の処方箋。

一四七〇円

田口ランディ
馬鹿な男ほど愛おしい ★

恋と仕事とアルコール三昧、疾風怒濤の二〇～三〇代をすごした著者がいま語る自らの恋愛体験。モテる男・モテる女のヒミツ、恋するモードに切り替わるコツ、二〇年の時を超えて届いたせつない想い、愛とセックスと子供の微妙な関係、私はなぜエロばあさんになりたいか等々、女と男のあやうくせつないお話が詰まったオトナの恋愛エッセイ。

一四七〇円

今一生
生きちゃってるし、死なないし

いま、10代～20代の若者の間で顕著な広がりをみせている自傷癖。「生きている実感が持てない」などの誘因で手首を切る彼らの心情は、どのようなものか。自殺未遂から自傷癖まで、数多くの「死にたがる人々」「自分を愛せない人」との対話を重ねてきた著者が、出口の見えない自傷の世界からの脱出口をさぐるルポルタージュ。

一六八〇円

山形浩生
新教養主義宣言 ★

出口のみえない不況、会社はリストラの嵐、学校は崩壊、ドン詰まりで打つ手なしの日本。どうせそうなら、もっとアクロバチックでクレイジーな提案をしていこう。国家の民営化、選挙権の売買、消費税の連続的引き上げ等々、21世紀の日本社会へ向けた、一見暴論だけど実はまじめで巧妙な提案の数々。いま望まれる新しい知の集積がこれだ。

一八九〇円

晶文社の読書案内

『世界がどんなになろうとも
役立つ心のキーワード』の読者のために

この目録は2002年1月作製したものです。
定価は税込みです。これ以降、変更がある場合がありますのでご諒承ください。
目録掲載図書のご注文には、愛読者カードの表記の購読申込書が便利です。

★印は日本図書館協会選定図書
☆印は全国学校図書館協議会選定図書

晶文社
東京都千代田区外神田2-1-12
電話3255-4501
振替00160-8-62799
URL　http://www.shobunsha.co.jp

ていたのだが、私はいろいろ考えたあげく（何を考えたのかはもう覚えていない……）、北海道に行くことにしたのだ。

いずれにしても自分としてはデリケートな熟考の上の覚悟の決意だったから、同級生たちに「えー、サッポロで精神科医に？　なんだかロマンチック」などと言われると、無性に腹が立ったのを覚えている（もう少しで、〝キレる医大生〟になるところだった）。実際、札幌での生活はロマンチックどころかボロボロ、ヘトヘトになることの連続、楽しみは当直室でやる『ドラクエ』だけ（当時のファミコンは端子に銅線を巻きつけて接続するタイプだったのだが、私はどんな病院に泊るときも持って行ってまず、それをつなぐところから仕事を始めた）。

……などと、札幌でもまた過去のことを想起した。今週はやけにノスタルジックな私であるが、理由のひとつはわかっている。それは、まさに11月25日は三島由紀夫が自衛隊市ヶ谷駐屯地に自ら組織した「盾の会」のメンバーを率いて籠城し、割腹自殺した日だからだ。

没後、30周年にあたる今年は、とくにいろいろな雑誌が三島由紀夫特集を組んだり、文庫を再版したりしている。この何週間かそういうのを目にしたり、自分でもまた三島作品を読み直したりしていたので（それこそ出版社の思うツボなのか⁉）、なんとなくベクトルが過去に向かってしまっていたのですね。

暗黒舞踏にふらりと出かける児童だったとはいえ、当時は初期の土方巽が圧倒的に三島に傾倒していたことなど知るわけもなく、ものごころついたときはすでに三島は「頭は抜群にいいけれど、変わったことばかりしてついにホンモノの愛国主義者に」という認識のされ方をしていたので、私も〝ヘンな人〟としか記憶していなかった。だから、今週号の『週刊文春』で小林信彦が書いていたようにその死を知って「仕事が手につかないほどの虚脱状態」に陥ることもなかった。

また、先ごろ刊行された『新潮』の増刊「三島由紀夫没後三十年」の中で橋本治が書いているような、屈折した思いを抱くこともなかった。そこのところをちょっと引用させてもらおう。「私は生きている間の三島由紀夫が嫌いだった。作品の前にうっとうしい〝伝説〟が立ちはだかりすぎる。『あんた、三島さんが死んだよ』とラジオだかテレビだかのニュース速報を聞いた母親に知らされて、私がまず思ったのは、『じゃ、これで三島由紀夫の作品が安心して読めるな』だった」（「『三島由紀夫』とはなにものだったのか」）

でも、その後、〝ヘンな人〟としか認識していなかった人がただの〝ヘン〟ではなかったことがわかってから、かえって「私が知らない三島とはどんな人だったのか」と気になり、一時期、けっこうのめり込んでいたのだ。そういう経緯もあって、やはり没後30年がボディー・ブローのようにきいていたのかも。

まぁ、三島の名前さえ記憶にない世代にとっては、あまりリアリティがないことであろうけれど。でも、「いい学校、いい会社、ステキな恋人」が人生のすべてとは思えない人、またそう思えないことが原因で学校や地域から自分がなんとなく浮いているのを感じたことのある人（つまり、このメルマガの読者のみなさんのほとんどでは……というのは失礼な言い方かな？私としてはホメ言葉のつもりで言っているのだが）は、だまされたと思って一度、三島の小説をどれでもいいから読んでみてほしいんだけどなぁ。

これもオバサンに特有の「自分がいいものはひとも好き（だから強要してもよい）、自分が知っていることはひとも知っている（だから説明しなくてもよい）」なのか。

11月27日（月）

朝、起きると声がまったく出なくなっている！ ついに心因性の失声か……ということじゃなくて、単にここしばらく引きっぱなしのカゼによるもの。

いや、我ながらビックリ。夕方予定していた取材などは予定をずらしてもらう。と言っても、電話で日程を相談することもできず、ファックスやメールでのやり取り。あたりまえの話だがメールだと饒舌に語れるんで、「声が出なくて話せないんです」といくら言っても説得力薄し。

それでも夜、サントリー学芸賞授賞式に出かける。もちろん私が受賞したわけではなく、長年、〝心の師〟と仰いでいる京都大学の新宮一成先生が『夢分析』（岩波新書）を中心とした仕事により、思想・歴史部門で受賞することになったのだ。

会場で配られたプログラムに載っていた哲学者・鷲田清一氏の選評がまたステキだった。鷲田氏はまず、『夢分析』から次の箇所を引用する。

「精神分析は、何か根源的に消え去ってしまったものを、その探求の基盤に置いている。……私がそれによってさしあたって毎日を生きている基本認識である〈私は在る〉は、無意識においては〈私はかつて生きていた〉として書かれている。無意識からの話は、まるで死者からの言づてのように響く。」

そして、それにこう続ける。「生まれることと死ぬことのあいだで、意味に過剰にこだわりながら、そして意味から退却しながら、自分をかろうじて支えるという、あるいはついに破綻してしまうという、私たちの存在の〈不幸〉。その不幸の構造を穿つ書物が、これほど深くわたしたちを読むことへの愉悦へと引きずり込んでもいいのかと、ちょっと訝しく思われるくらいに、記述の壁は厚い。」

鷲田氏が言う〈不幸〉はこの世界に存在するだれもが被っている根源的なもので、日常的な意味での「彼もいないし、私って不幸」というのとは違うのだろう。

そういえば26日の朝日新聞の朝刊では、評論家・竹田青嗣氏が中島みゆきの世界を〈不遇〉と称していた。たしかそこには「不遇を徹底して追い求めると、その底から逆に生が見えてくる」といったことが書かれていた（手元にないのでウロ覚えですみません）。

この〈不遇〉はとりあえずは中島みゆきの歌に登場する「男運が悪い」とか「いつも裏切られてばかり」といった意味の詩を指しているのだが、彼女が歌っているのは本当はもっと深い意味での〈不幸〉なのかもしれない。きっとどこかで新宮氏や鷲田氏が言う「存在していることじたいの〈不幸〉」とつながっているのだろう。鷲田氏が言っている「〈不幸〉について記された新宮氏の書物を読むことの愉悦」というのも、竹田氏の言葉と重なっているし。

これまでじっくり彼女のアルバムを聴いたことがなかったが、ちょっと聴いてみようかな、という気になった。

11月28日（火）

まだ声が出ない。でも今日はパスできない仕事がある。まずは、慶応義塾看護短大の載帽式記念講演。看護者を目指す人にとっては最大のイニシエーションである載帽式を迎えるにあたって、その前に行われるいくつかの記念行事のひとつ。

大学についてアメをなめたりカリン湯を飲んだりしたが（私も一応、お医者さんなのに……。でもイモリの黒焼き食べるよりはいいか）、いっこうにダメ。

開きなおって壇上に上がり、マイクを握って少しでも音を拾ってくれるポジションをさがしていると、いやーやってみるものですね。結局、カゼの場合、喉頭の入り口が炎症を起こしているわけで、もうちょっと奥の声帯のあたりは意外にだいじょうぶみたいなんですね。だから、マイクを下あごにつけて、声帯から直接、骨伝導により音を拾えばあら不思議、かすれもほとんどなく聞こえることがわかった（↑解剖学的な説明にはちょっとウソがあるかも）。

けっこう気分よく話したのだが、その後、毎日新聞の「雑誌を読む」（いわゆる「論壇」ってやつ）の執筆者3人による「この1年を振り返る座談会」はマイクもなく、最悪。

それなのに、その後、歌人の林あまりさん、ライターの菜摘ひかるさんと後楽園にＦＭＷ（プロレスです）を見に行ってしまいました。

彼女たちそれぞれは私にとって「ベストなプロレス友だち」にして「最もその作品が読みたい書き手」だったのだが、なんと私が〝仲人〟をしてふたりを引き合わせたわけ。私はこれまでしたこともなかったことをした興奮も加わり、観戦後の焼肉屋（プロレスの後に焼肉……）ではダミ声でしゃべりまくってしまった。これから、この3人の〝友情物語〟はいかに……。

12月1日（金）

カゼで声が出ないのにプロレスの後にしゃべりまくればどうなるか、なんてコドモにもわかると思うが、水、木もほとんど声が出ず、大学ではみなさんに迷惑をかけてしまう。

今日は大学の後、東京に戻るのをほかの方たちに待っていただき、かなり遅い時間から「ＮＨＫ青春メッセージ」（昔の「青年の主張」ってやつ）の最終予選のビデオ審査。

きっとこれを読んでいる方の多くは、「『青春メッセージ』？　あー、あの感動物語みたいなクサい話でしょ」と思うだろう。私だってそう思っていた。

ところが、ちょっと違うのだ。もちろん中には、自分の不幸な話を延々とするような人もいる（それはそれでもちろん気の毒なのだが、あまりに自己完結的すぎるのはちょっと……）。でも、ほとんどの若者の話はとにかく笑える。

どこまで計算でどこまで素なのかよくわからないのだが、内容は福祉の大切さや農業の重要性を訴えるという従来通りのものであっても、それを過剰にドラマチックに語ってみたり、あるいは立派な主張の中にだれにでもわかるような矛盾（例「社会を明るく変え、そしてボクはベンツを買いたいです」）があったり、と突っ込むスキだらけでハナにつくところがどこにもないようなスピーチがほとんど。

　この印象をひとことで表せと言われたらやっぱり「かわいい」としか言いようがないのだが、それにしても若者はいつからこんなにかわいくなったのだろう。それとも単にこっちが年を取ったということか。なんとなくそれだけではないような気がするのだが。

　私にとっては、だれかといっしょに仕事したり友だちになったりするときには、「頭がいい」「しっかりしている」より「チャーミング」というのが何より大切なポイント（もちろんルックスの良しあしとは何の関係もない）なので、そういう若者が本当に増えているとしたらものすごくうれしい。日本も住みやすい国になると思うよ（技術力や生産力は下がるかもしれないけれど）。

　でもあまりに笑いすぎてしまって、せっかく出かかった声がまたかすれ、審査のあとの「コメント収録」は散々な結果に。

12月2日（土）

「精神病理コロック」という精神病理学を専門とする精神科医の合宿形式の勉強会に参加するため、岐阜へ行く。その前にＣＤ屋さんに寄ると、パフォーマンス集団「ダムタイプ」のリーダー的存在だった古橋悌二さんの遺稿集「メモランダム」が出ていたので、買って新幹線で読んだ。

　古橋さんはエイズのため95年に35歳で亡くなったが、彼が京都市立芸術大学時代につくった音楽、美術、ダンス、演劇的な要素をあまねくつめ込んだ総合芸術的な「ダムタイプ」のパフォーマンスは、海外でも高い評価を受けていた（もちろん今も活動中）。

　私は「ダムタイプ」はビデオでしか見たことがなく、なんとなく「頭がいい人が作りそうなむずかしいものだな」という浅薄な印象しか持っていなかった。でも、今回、古橋さんの発言を読んで、一見、洗練されすぎて見えた彼らの表現は、実は性の問題や差別や偏見、商業主義、芸術の軽視など今の日本が持っているあらゆる問題への強い批判が完璧なまでに昇華されたものであったことをはじめて知った。

　しかも、同書におさめられた浅田彰さんの追悼文などを読むと、いつも鋭い批判意識を持っていた古橋さんだが、本人自身は少しも攻撃的な人ではなくむしろ「いつも子どもっぽいようなはにかんだ微笑を見せて、だれとでもすぐ打ち解ける」タイプの柔和で静かな若者だったという。

このメルマガでもちょっと坂本龍一さんのオペラ『LIFE』のことを書いたら、実際に見た方やテレビで見た方などから、いろいろ意見をいただいた。音楽とかダンスとか興味あれば、「それを総合的な形にして、しかも一部の人だけじゃなく、なるべく多くの人に楽しんでもらえるようにして世に出したい」と思うのは自然なことだと思う。でもこれが、なかなか「これ」という現代的な形では実を結んでいないような気が。古橋さんが提示しようとしているものは、その意味ではその成功例のひとつに近かったのかもしれない。

リーダー亡き後の彼らの活動に急に関心がわいて、最新公演『メモランダム』のチケットを予約してしまう。勉強会に行く前に何をやっているんだか……。

12月4日（月）

映画評を書くために1月に公開される『ギャラクシー・クエスト』の試写を見に行く。

いやー、面白かった!! 私にとっては今年見た映画の中では、文句なく1位。私は本や映画を手短にまとめて紹介するのが超苦手なので、映画会社から配られたチラシから引用してみる。

「1979年から1982年までの4シーズン放映されたTVシリーズ『ギャラクシー・クエスト』は、宇宙探査局に所属するプロテクター号の乗組員たちの活躍を描いたSFもの。番組が打ち切られて20年たった現在も、5人のスターはコンベンション会場で熱狂的なファンにショーを見せたりサインをしたりして食いつないでいた。

しかし、そのファンの中には放映された番組の電波を傍受し、それを歴史ドキュメンタリーと思い込んでいたエイリアンがまぎれ込んでいた。彼らは故郷を宿敵エイリアンに攻撃され、今こそ真の指導者を求めて地球にやって来たのだ。かくして、今はしがない営業回りのTV俳優たちは、本物の宇宙空間へと飛び出して行くのだった！」

どうです、これを読んだだけで何となく面白そうだとは思いませんか。しかも、この映画がすばらしいのは、コスプレして「第○話のあのシーンのことですが」などといつまでもこだわり続ける日本で言うなら〝痛いファン〟、あるいは〝オタクなファン〟たちが、ただの笑いの対象にされているわけではない、ということだ。後半では彼らも大活躍して、プロテクター号の乗組員たちといっしょに宇宙を救うことになる。マニアへの愛があふれる作品。すばらしいではありませんか。

12月5日（火）

『Number』のプロレス特集号のため、浅草キッドのおふたりと対談！（でもいったい私って何の仕事なんだ?）。彼らが超クレバーなプロレスファンだということは知っていたが、同時にとてもプロレスを大事にしてレスラーへの敬意を忘れない人たちであることがわかって、とても感心した。

でも、方向性はまったく違っていて、彼らは桜庭、小川といった今をときめく〝強くて明るいヒーロー〟に夢を託しているのに対し、私の興味は崩壊寸前の全日本プロレスとか、超インディーの「埼玉プロレス」や「世界のプロレス」とか、とかくいびつなものに向かいがち。「〝なれの果て〟へと傾斜していくその気持ちはわかるが、がんばって強いものを見るようにしなきゃ！」と励まされる。

12月11日（月）

『諸君！』2月号用にマンガ家にして作家のさかもと未明さんと対談。「女性の性」をめぐっての話だったのだが、身体的な女性らしさの誇張と嫌悪、さらには心理的な女性らしさと男性らしさ、いろいろな要素をそれぞれ強烈に持っているさかもとさんの混沌ぶり（もちろんほめる意味で使っている）が、抜群に面白かった。

さかもとさんは基本的に自分自身の体験に基づいて話すので、その率直さを受けて私もつい、自分のことをいろいろ激白（?）してしまった。雑誌が出たら読んでみてください。

12月17日（日）

いやー、実に久しぶりの予定のない休日。

私はこれといったシュミもないんで、実はまとまった休日をあまり必要としない。たまに夜、3時間くらい時間が取れてプロレス会場に行ければ心から満足。

その点、プロレス団体の多くは全国各地を巡業してるから、だいたいどこの地方に住んでいても、ちょっと足をのばせば1年に何回かは見に行けるのがいい。試合そのものというより、会場のちょっとだらーりとした雰囲気に和むのがいいんですね。お芝居やコンサートと違って携帯が鳴ろうが、お弁当を食べようが、ひとりで声援しようがすべてオーケー。

そうか、だから私は大学の「学生が好き勝手やってる教室」で講義をするのが好きなんだ！　なーるほど（……と感心してどうする!?）。しかもこれって、以前、宮台真司さんと対談したときの雑談できいた「カフェの良さ」にもそっくり。

今、東京には（ほかの町にもあるんだろうか？）カフェと称される分類不能のお店が増殖中。ここの売りものは「自由」らしく、お店のスタイルとか雰囲気とか食べ物とか、脈絡ないのがウリ。お酒を飲みたい人、お茶だけの人、がっちり食事したい人も、デートのカップルも仕事帰りの女性ひとりも、それぞれのスタイルに合わせてすごせる空間、ってことでしょうかね。何のしばりもない「ゆるさ」が、快適に保たれている場所。

ずっと前の号に書いた記憶があるので覚えている人には申し訳ないけど、私がこのカフェという言葉をはじめて知ったのは、宮台さんから「カフェもちょっと終わった感じですよね」と言われたとき。私が知らない間に、何かのムーブメントが始まって、しかもすでに終わっていたなんて……と、二重のショックを受けたわけです。

宮台さんが気に入ってたカフェがどんなだったかはわからないのですが、世間のカフェブームはその後から盛り上がりを見せ始めた。そして遅ればせながら、私の視界にもやっとカフェは入ってきたのだった。私には残念ながら、駐車場のないファミレスにしか見えないけど……。

結局、何が言いたいかというと、宮台さんが通ってた頃のカフェとプロレス会場と授業きいてない学生が集う教室とは、「ゆるさ」という意味で似ているんじゃないか、というけっこうどうでもいいことなのでした。

こんなことをぼんやり考えて、ムダにすごす休日。けっこう好きです。

12月20日（水）

今週は何人かの読者の方から、「演劇家の如月小春さんが亡くなってショックです」というメールをいただいた。

44歳。立教大学での講義直前に倒れ、意識が戻らないまま亡くなった。原因はくも膜下出血。おそらくご本人も「自分は死んだ」と気づく間もないまま、亡くなってしまったのだろう。

私が大学生の頃、劇団「NOISE」を主宰していた如月さん（今思えばまだ20代だったわけだ）は、本当にキラキラ輝いていた。当時の『朝日ジャーナル』の表紙になるなど、「知の時代」の若き女神的な存在。私とは四つしか年が違わないのだが、「あまりに遠くの方」

という印象でまぶしく見ていた。

振り返ってみると彼女のあと、似たようなポジションを占める女性は出ていない気がする。もちろん小説や音楽の世界など、それぞれで才能ある女性クリエイターはたくさんいたが、如月さんは作品そのものが評価される以上に、象徴的な意味を担う役割を果たしていた。「女性の時代」「知の時代」「メインカルチャーとサブカルチャーの融合の時代」などなど、いろいろな新しい時代の意味を存在そのもので体現する人、それが彼女だったのだ。

おそらく彼女には、そういう存在ならではの苦しみや疲労があったと思うが、「期待される役割をきちんとこなす優等生」でもあったためか、グチをこぼすとか遊び回っている姿をフォーカスされるとかすべてを捨てて外国に行くとかいうこともなく、途中で結婚して子育てをしながらもいつも〝文化〟や〝都市〟の圏内から出ることなく生きていた。

どうだったんだろう、そういう生活で本当に楽しかったんだろうか。もっと好き勝手やりたいな、と思ったことはなかったんだろうか。余計なお世話としか言いようがないが、そんなことを思うと同時に、「本当におつかれさまでした。ゆっくりゆっくりお休みくださ い」と心から言いたい気持ちになった。

12月23日（土）

明日は朝、『ザ・サンデー』に行ったあととくに予定がなかったのだが、今日になって「明日夜でよければ私はいちばん時間取りやすいんで、打ち合わせしませんか」と仕事関係の女性の知人から連絡があって、つい「お願いします！」と大きな声で答えてしまった。

ってことは、私も心の中のどこかで「24日の夜に何も予定ないって、マズイんじゃない？」と気にしてた、ってことか？

情けない……。来年こそは「え、昨日？ 何の日だっけ？ あー、クリスマス・イブ。すっかり忘れてたわ」と言えるようになりたい（でもそれって物忘れが始まってる、ということ？）。

12月24日（日）

朝、『ザ・サンデー』に出演。〝お約束〟ってやつなのかもしれないが、最後に「女性のみなさん、本日のご予定は……」みたいな話題となり、これ以上ないほど堂々と「なんにもありません」と答えてしまう。

と思っていたら、「類は友を呼ぶ」というかなんというか、あるテレビ制作会社の女性ディレクターより電話。「近々打ち合わせしましょう。いつがいいですか？」ときかれ、「私はたとえば今夜とかでも」と答えてみたところ、「えっ……。実は私も今日、あいてるんです！」と炭火焼の店で待ち合わせることに。かくしてイカをあぶりながら、20世紀最後のクリスマス・イブは終わったのであります。

12月29日（金）

今朝はすごく不思議な仕事があった。

早朝、かつて「ジュリアナ東京」というディスコがあったところへ出かけ、そこから中継でコメントを述べる、というもの。番組はＮＨＫの『おはよう日本』。

東京に住んでいた人もそうでない人も、91年から93年に開店していたこのディスコの名前を知っているでしょう。そう、「お立ち台」と呼ばれる台の上に超ボディコンとかほとんど水着みたいな衣装を身につけたギャルたちが群がって、深夜まで踊り狂っていたというあのお店。

私は当時、北海道の病院に勤めていたんだけど、何かのイベントに出るため「ヒルのジュリアナ」に来た記憶はある。でもその夜の狂乱はテレビや雑誌で見ただけ。東京・芝浦にあった建物は、今はそのままスポーツ用品店として使われている。お立ち台こそないものの、大きなフロアもヒナ段と呼ばれた階段状の舞台もそのまま。あまりにベタなので言いたくはないけど、まさに「つわものどもが夢の跡」。

コメントしたのは「バブルがはじけた時代の不安を吹き飛ばそうと、だれもがここに最後の夢を託した」などなどありきたりの内容だったのだが、やっぱり「あれから私は何してきたのかなぁ」と考えちゃった。しかもこの日、芝浦から戻ってきて秋元康氏の『…っていうか症候群』という本の文庫用解説（幻冬舎文庫から出る予定）を書いていたので、よけいに「秋元さんやとんねるずがよく、芝浦の『ゴールド』や『クラブD』っていう店の話してたっけ」などと80年代から90年代にかけてのことを思い出すことに（そんなお店に私自身は行ったことはないのだが）。なんとも20世紀末にふさわしいすごし方の1日だったかもしれない。

12月31日（日）

私もひとなみに帰省した。でもすごく早く寝てしまった。21世紀はいつやって来たのだろう……。

1月1日（月）

大学で教えている学生から何通も「iモードの新年あいさつ」が。年賀状が好きじゃない私だが、これはなぜかうれしくて親指を駆使して返事を出しまくって日が暮れた。

iモードがなぜ流行っているかはわからないが、私に関してはとにかく「今、目の前にドンとある現実」からちょっとでも位相がズレた世界に対しては、逃避なのかトリップなのかわからないけど、とにかく気軽に向かえるのだろう。

これは古くから「モラトリアム学生（昔はこういうことばしかなかった。今で言う〝引きこもり〟も含まれていたと思う）」の特徴として、多くの精神科医が指摘していたこと。たとえばもう20年も前のある論文で読んだ例に、「経済学部の学生なのに経済学の授業には出てこず、家で読んでいるドストエフスキーについては専門家並みの知識」というのがあった。あるいは最近のケースでは、「学校にはまったく行かないのに、バイト先のコンビニではむしろ愛想よくだれとでも話して店長にも気に入られる」というのが。

こういう例を見るとオトナは「なんだ、やる気になればできるじゃないか」と思うかもしれないが、実はちょっと違う。彼らはいずれもそれが自分の現実の中核でないからこそ、人が変わったように一生懸命取り組めるわけだよね。つまり、ドストエフスキーの知識なりコンビニでの働きなりで受ける評価は、その人にとってもっとも大切なものではないから。もし、前者の学生がその知識を見込まれて文学部の助手にでも採用されたら、彼はとたんに怖くなるか面倒くさくなるかして、ドストエフスキーを読むのをやめてしまうだろう。

もちろんだれだって「これしかない。この現実に向かっていくぜ！」と燃えることのできる現実の対象がほしいとは思うが、そんなものなかなか手に入らない。だとしたら、現実からちょっとだけ位相のズレた世界、正式に評価されることのない世界にいたずらに熱中して時間をすごしたい。私に関しては「iモード」とはそういうものだ（そんなネガティヴな使い方してしまって、これを企画した松永真理さんごめんなさい）。

夜は一気に読もうと思って取っておいた大塚英志さんの『物語の体操　みるみる小説が書ける6つのレッスン』（朝日新聞社）を読む。

小説書いてみたい、という人はたくさんいるだろう。私だってそう。でも、まず思うのは「何を書いていいのかわからないなー。私だけのオリジナルなテーマさえ見つかれば書けるのに」ということ。

大塚さんはそれを逆手に取って言う。「今日の、小説を含めたソフト産業にあって〈オリジナル〉の座にあるのものは全ていつかどこかで見たものの焼き直しに過ぎない気もします」

さらにはこんなことも。「作り手があらかじめ自分のテーマはかくかくしかじかだ、と語ってしまえるような『お話』はあまり健全とは言えない、とも思います」

そう、「小説」とか「文学」とか考えるから「世界にふたつとないものを」などとかまえてしまうのであって、古今東西あらゆる場所で生まれては消えてきた「お話」のひとつを自分も語ってやるか、というくらいの気持ちから始める。そしてそのためには、世界の底を流れている「お話」の潮流に身をまかせつつ、それを取り出して組みたてるためのある〝技術〟が必要となる。この本では、その〝技術〟がこれ以上ないほど親切にわかりやすくレクチャーされるのだ。

まずあなただけのテーマを考えなさい、ではなくて、まず村上龍のこの小説を盗作してみましょう、なんて言われたらだれだって面食らうと思う。でも、この本に出てくる通りのやり方で〝盗作〟しているうちに、いつのまにかそれが〝新しいお話〟のひとつとして立ち上がってくるのを感じることになる。大塚さんはあえてそんなことばは使わないけれど、そこにはちゃんと〝自分らしさ〟や〝オリジナリティ〟だって存在しているのだ。

まさに目からウロコの「お話」作成講座。「私も何か書いてみたいなー」と少しでも考えている人は、ぜひご一読を。

1月6日（土）

早々に実家から戻ってきたのに、なんかダラダラしてしまった。大塚さんの本に刺激されて「お話」が読みたくなり、スティーブン・キングの『スタンド・バイ・ミー』とチャンドラーの『長いお別れ』なんて読み直してしまったワタシ。21世紀もまた回想で明け暮れるのか。そんなのイヤだ。

今日は障害者プロレス「ドッグレッグス」の興行。いろいろな事情で会場到着が大幅に遅れてしまい、リングドクターのお役目を果たせなかった。ケガ人が出なくて何より。

次回の興行は4月14日下北沢タウンホールにて。「東京に住んでないから行けないよ」と言う人もいるかもしれないが、ドッグレッグスの試合会場には毎回、全国からお客さん、スタッフ、レスラー志願者がやって来る。この日も、確認しただけで関西はもちろん、北海道、九州からの来場者が。

1月8日（月）

NHK「青春メッセージ」全国大会の審査員をすることになっていたんで、渋谷のNHKホールに向かう。

この大会、予選からおつき合いしていたのだが、前にもここでちょっと書いた通り、今年はとてもおもしろかった。私の世代の頭にある「青年の主張」時代の〝お涙頂戴モノ〟や〝優等生モノ〟は完全に姿を消し、その後に一時、目立った〝ウケねらいモノ〟から一段進歩した「自然でカジュアル、でもきかせるところはきかせ、笑わせるところは笑わせる」というタイプが多い。

ただちょっと意地悪に考えれば、莫大な数の応募の中から私みたいな審査員がかかわる最終予選に残るのは選びに選ばれた数十組なわけで、母集団全体が「自然でカジュアル」にシフトしているかどうかは、わからない。とくにそういう人たちが今年の最終予選に残りがちだっただけで、ほかは相変わらずの路線だったのかも。

……なんていうことを担当者にきこうと思っていたのだが、打ち合わせしながらあまりに可愛らしい山田まりやさんのとなりでお弁当を食べているとすべてを忘れてしまった。まりやさんはとにかく、意味のない発言とか社交辞令とかとは無縁な人だった。「わかんないですけどー」「わーカワイイ」みたいな言ってても言わなくてもいいようなことは、ほとんど口にしない。抽象的な表現で申し訳ないけれど、はじめて会った私とでもきちんと会話してくれるのだ。これも古スギの言い方だが〝今どきめずらしい若者〟。

ほかの審査員は、作家のデビッド・ゾペティさんと作家でミュージシャンの辻仁成さん、それとNHKの制作局長（紅白歌合戦でも審査員席についている美貌の女性）。大賞は大阪の23歳、高杉奈緒子さんだった。高杉さんは難聴というハンディを持っているが、高校時代からオートバイに魅せられ、現在はミニバイクでレースにもチャレンジしている。レーシングウェアで登場しショートカットも凛々しい高杉さんは、バイクにハマったきっかけや事故にあって公道を走るのをやめたこと、レースでは彼がサポートしてくれること、試合ではハンディの有無も男女も関係ないことなどをリラックスした表情で楽しそうに語った。

この大会には毎年、身体的なハンディを持った人が発表を行うが、高杉さんの場合は社会貢献しているわけでも親孝行しているわけでもなく、あくまで自分のワガママのためにレースをしているというのがカッコよかった。「ハンディを乗り越えて」という悲壮感もなく、逆に「あんたが好きでやってるんやろ」とツッコミたくなる感じ。また本人もそれをよく知っているから、「私はこんなにがんばっているんです！」と声高に主張しようともしない。

そういえば今年は予選の段階でも、自分が好きでやっていること（中にはおとなから見れば理解不能なものもある）を嬉々として話す若者が多かった気が。うろ覚えなのだが、南米の高地の自転車ロードレースとか膨大な数の高校生のポートレート撮影とか。いずれもたしかにふつうの人にはできないことではあるが、やっぱり「しょせんあんたの好きでやったことやろ」とツッコミたくなる。

でも、不思議と悪い印象ではない。それは、彼らには「自分がやったことこそすばらしい」という思い込みがあまりなくて、高杉さん同様、「テヘヘ、私こんなことやっちゃってるんですけど」と頭をかきながら語る感じだったからだろう。これっていったい何なのか。やっている方も「よかったら聞いてやってください」と低姿勢、聞いたり見たりする方も「なかなか面白いじゃない。ま、これからもがんばって」とあっさり通りすぎる。こじつけかもしれないが、最近の個人ホームページのあり方とどこか似ている気がした。

現在、日本語のホームページだけでもおそらく恐ろしい数が存在しているのだろう。リンクをたどっているうちに「世の中にはこんな趣味もあったのか！」と驚くようなことを追求している人のサイトに出てしまうことも少なくない。その人たちは別に声高に自分のやっていることをアピールしているわけでもなくて（実際はそうじゃない人もいるだろうが）、大体は部外者に対しては「よかったらご覧ください」という姿勢。

こちらもたとえその趣味やサイトの内容が自分の嗜好に合わなかったとしても、たまたま訪問してしまったわけだからケチをつける筋合いもなく、そっとおいとまする。もちろんそこが自分の興味に合えばブックマークして、そのうち掲示板に書き込ませてもらったりもするわけだが。主宰者は自分のことを書き込みした時点で突然、知るのだが、実はそれまで何ヵ月もそのサイトをじーっとウォッチしていた、なんていうこともあるのだ。気づいたときには自分の家の2階に別の一家が住んでいた、というつげ義春のマンガがあったが、なんだかそれみたい。

　そういうコミュニケーションした証拠も足跡も残さないような静かなコミュニケーションって、ホームページ以外の状況で今までありえただろうか。そしてその「一方はやりたいことをやってそれを静かに公開する——他方はそれを静かに観察して、強く心を動かされたときにだけ積極的にアクセスする」というホームページのあり方と、今回の「青春メッセージ」の傾向ってどこか共通点があるような気がしたのだが。

　この手の話になると、また「じゃ、ネットの普及が若者を変えたの？　それとも若者が変わったからホームページに象徴されるネット文化が受け入れられたの？」といういつもの議論になってしまうわけだ。

1月9日（火）

ある学者の方から、昨年、私が青春出版社から出した単行本の『I miss me』というタイトルは文法的に間違っている、とのご指摘を受け（正しくはmyselfだそうだ）、ちょっとヘコむ。

　いつだったか、華原朋美さんが歌手として全盛だった頃、ニューヨーク在住の矢野顕子さんが「お子さんたちはどんな音楽を聴いているんですか？」ときかれ、「娘（今思うと坂本美雨だったのか）は華原朋美さんなんかをよく聴いている。あの歌詞に出てくる英語、おかしいじゃないの、と言っても『朋ちゃんなら許す』って」と答えていたのを思い出した。

　まぁ、「カヤマなら許す」ってことはないにしても、「カヤマなら間違って当然」くらいに思っていただく……なんてことはムリか。

1月20日（土）

今週の日記は特別に（？）ワンテーマでお届けします。

いつもは何があっても半日で忘れる私だが（半日ごとに『日刊スポーツ』と『東京スポーツ』を読むたびに、それまでのことはリセットされるシステムになっている）、1日以上、考え込んでしまうような問題が発生した。

　快著『もてない男』の著者である小谷野敦さんが、同じちくま新書から『バカのための読書術』という本を出した。私にもお送りいただいたので、本日の出張に持ってきてパラパラ見ていたんだけど……。

　あとがきの最後の最後に出てくるヒト、どうやら私のことらしい。著者の了解は取っていないが、公になっている刊行物なのだから勝手に引用させていただくことにしよう。

「二十年ほど前、ニューアカデミズムなるものが出現した時から、若者を甘やかす知識人というのがぽつぽつ出てくるようになったが、この四、五年はさらにひどい。

『改心』した浅田彰が『学校は頑固親父に徹するべきだ』と言うと、『浅田はオヤジになった』などと言うバカまでいる。私に関しては、どうぞ、オヤジとでも何とでも、呼んでもらって結構である。なんでそんなにガキに好かれたがるのかねえ。」

……と、ここであとがきは終わっている。この最後に登場する「バカ」が私のことらしいのだ。私は『「ころの時代」解体新書』(創出版)で、浅田さんの「学校は権威ある頑固親父に徹せよ」というインタビューと、「浅田って人も、単にオヤジになったんだよ」という知人の発言を紹介したから。

エヘヘ……。「バカ」らしく笑ってみました。……なんて言ってる場合ではないのだが、けっこう私はビックリした。いきなりバカと言われたのもさることながら、私自身「若者を甘やかしたい」とか「ガキに好かれたい」と思ったことはないし、浅田さんについての私の発言というのは、80年代を中心とした彼の言論活動を追ってきたひとりとして、それが「改心」かどうかはさておき、その変わりように「ああ、どうして……」と思わず漏れ出たため息のようなものであって、「私に関しては、何と呼んでもらっても結構である」と言われても私は90年代になってから知ったこの著者のことを「オヤジ」とも「少年」とも呼ぶつもりはまったくないからだ。

つまり今、目の前にいるだれかを「このヒトはオヤジだ」「こっちは永遠の青年ね」などと分類したいわけではなくて、「『逃走せよ!』って言ってた元ヘンタイよい子・浅田彰さんの口から『頑固親父』などということばを聞く日があろうとは……」というその〝変化っぷり〟に思わず、ため息を漏らしてしまったわけです。浅田さんの「〝頑固親父〟発言」は、たしか教育学者・苅谷剛彦さんとの現在の学校教育をめぐっての対談が初出だったはずだけど、私はその内容に対してよりむしろ単純に「頑固親父」という単語そのものに反応してしまったのだろう。

もちろん、浅田さんに対する個人的すぎる感情を活字にしてしまう私にも、問題があるのはたしか。でも、そのようなわけで「ガキに好かれようと思って」とか「私のこともオヤジと呼びたいのか」とか言われても、「いやいや、そういう普遍的・観念的なお話じゃなくて……」「すみませんすみません、私が浅田さんに『可愛さ余って憎さ百倍』状態だっただけなんです」と恥をさらしながら謝るしかないのだ。

これまで、私のそんな逆上っぷりを読んだ人はだれもが、「ほーら、また80年代サブカル残党がヒステリー起こしてるよ」とせせら笑ってるのかと思っていたのに、別の受け取り方をする人もいるということは、すごく勉強になった。

で、その後、改めて「私は若者を甘やかして彼らに好かれたいのか」と自分に問い直してみた。実はこのメルマガでもごくごくたまに、そのようなメールを読者の方からいただくことがある。たしかにゲーム、プロレス、マンガ、ネット掲示板にどっぷりつかり、いつまでたってもスナック菓子やコンビニ弁当から抜け出せない、なんて話ばかり得意げに書いていれば、「若いフリして若者にスリ寄っている」と思われても仕方ないか……。

でも、そうやってたとえ若者に好かれたとして、何か自分にいいことがあるのか、と考えてみるとこれといったメリットは思い浮かばない。本を買う経済的余裕があるのは若者じゃなくて〝働く女性〟などだし、「よし、こいつに原稿を書かせてみるか」と依頼してくる編集者や新聞記者も大人。ロックシンガーみたいにコンサートとするわけでもないし。

カウンセリングをするときには、私は性格的にどうしても「相手にちょっとだけすり寄るポジション（必ずしもスタンダードではないし最良のやり方ではない）」しか取れないので、その点ではたしかに若者のライフスタイルや考え方をわかってあげて、好かれる必要はあるかもしれない。でも相手は若者ばかりとは限らないし……。

そうなるとあとはイメージの問題で、「お茶の間の主婦に人気」と言われるよりは「若者たちのよき理解者」とか言われた方がカッコいい、ということかな。……なんて自分の気持ちを分析しても仕方ないが、「なんでそんなにガキに好かれたがるのかねぇ」ときかれたのでつい「どうしてでしょう？」とマジメに考えてしまった。

自分について書かれたらしいほんの数行にネチネチこだわってしまったが、この『バカのための読書術』という本全体は、「何を読もうかな？」と読書のことを真剣に考えている人には有益なガイドではあると思う。ただ、そういう人にしても自分が「バカ」と称されるのはOKなのかな、という気もするけれど。序言の部分には「バカ」とは「哲学とか数学とか、抽象的なことが苦手、という人のことである」と定義されているが、そうであればほとんどすべての人があてはまるわけで、それをあえて「バカ」なんて特殊なことばで呼ぶ必要がはたしてあるのだろうか。

話があちこちに飛んで申し訳ないが、先ほど触れたあとがきの部分で著者が若者を「甘やかしてはならない」とする最大の原因は、「歴史への圧倒的なまでの無知」を中心とする「大学生の学力低下」である。大学生なのにフランス革命を知らない、文学部に学士入学を希望する学生が「モービィ・ディック（小説『白鯨』のこと）って、なに書いた人？」と言った、などなど「バカ」の例が多数あげられている。

そういった当世の学生の〝武勇伝〟はどこの大学の先生も山と持っており、私も会合があるたびにいろいろ聞かせてもらっては、お腹を抱えて笑っている。私が日頃、接している学生にしても同じ。たしかに「知識の集積」という点では、決定的に問題がある若者が増えているとは思う。それを「バカ」と呼ぶ、ということに皆が賛成したらそれはそれでよい。

ただ、もしそうなったとして、「バカ」は本当に悪いことなのだろうか？　私が学生時代から個人的にとても尊敬している精神科医の先生は、もう何年も前、大学で授業や実習を担当している医者が何人か集まった席でご多分にもれず「今どきの医学生は……」という話になったときにこう言った。

「オレはいつも言うんだよ。キミたちは僕の知っていることを何も知らない。でも、そのかわりに僕の知らないことを何か知ってるんだろう。それを僕に教えてくれよ、って」

その先生は、診療の場でもつねに患者さんたちから教えられたり与えられたり、という姿勢を保ってきた。そして、ほかの医者なら見逃してしまうような患者さんの変化や些細な発言などからヒントを得て、大げさに言えば精神病理学の常識を変えてしまうような理論を発表し続けている。「ああ、あの疾患のこの症状ね」と既成の枠組にあてはめて診断したり、評価したりせずに、常に「今、何が起きているのか」を見る態度。

私は、これって若者のこととか世の中の変化を見るときにも大切なのではないかな、と思っている。10年前に比べて「知識が減った。だから『バカ』が進んだ」

と安易に評価せずに、「歴史の知識は減ったが、私たちの知らない何かができるようになっているのではないか」と考えてみる。その変化に「良い」「悪い」といった価値判断を下す権利なんて、だれにもないのではないだろうか。もちろん、「昔の方がよかったのに」といった主観的な感想を述べることは自由だが。

そう考えてまわりの学生を見てみると、いろいろ発見することもある。たとえば今、私がかかわっている女子学生たちは、みんなマスカラの塗り方が異様に上手だ。個別に面談するときなど、彼女たちの話を聞きながら（その話の方は早く言えば「無知・無教養」に基づくようなものであることも多い）、その人形みたいに完璧なまつげにじーっと見入ってしまって時間がたつことも多い。

先ほどの先輩精神科医の考え方を借りれば、彼女たちは心理学のレポートをきちんと書いてそれを教師の前で説明してみせる能力は私よりかなり低いが、マスカラを短時間で上手に塗るテクニックは私よりはるかにすばらしい。このことの是非を安易に判断することは、少なくとも私にはない。

もちろん大学教師として評価の対象にすべきなのはレポートや口頭試問なのだから、そこは職業的に片づけて「まったく今の学生は」などと言ってはみるけれど、むこうは「まったく今の教師はマスカラもきちんと塗れない」とバカにしているかもしれない。そして生きていく上でより必要なのは、どちらの能力だろうか？　……一冊の本のあとがきの一部に刺激されて、こんなに長々、書いてしまった。でも、こうやって何かを刺激して発言しよう、という気にさせてくれる本であることはたしか。みなさんもぜひ読んでみてください、『バカのための読書術』。著者は小谷野敦さん、ちくま新書です。

1月22日（月）

NHKの番組「辻仁成特集」でご本人と対談することになり、指定の場所へお出かけ。北海道で医者していた今から10年くらい前、ある雑誌の電話取材を受けていたとき、相手が「あ、今、となりに辻仁成さんがいるんでちょっと替わりますね」と言い、まだ小説家になる前の辻さんと話したことがあるのだ。「運命の再会ってやつ？」とかひそかに思ってたのだが、辻さんはその一件を覚えていなかった……。ま、そんなものさ。

辻さんは子どもの頃から音楽きいたり本読んだりに

はあまり興味がなくて、最初から自分で何かをひたすら創っていたそうだ。ふつうまず好きなミュージシャンがいて、その人に憧れて自分も楽器買ったりすると思うのだが、いきなり創る方から始める、ってすごいな。ひたすら文化の消費者である私には考えられないことだ。

この日、辻さんに会うということで最近の小説などまとめて読んだのだが、最新刊の『サヨナライツカ』(世界文化社)にはちょっと考えさせられましたね。くわしいストーリーは省くとして、とにかく若い頃に4ヵ月だけ恋愛関係だった男女が25年後に再会するという話（これじゃ身もフタもないが）。

すると、男の方は家庭も社会的地位もあるんだけど、女の方は4ヵ月だけの相手が忘れられずに結局、そのあとひとりで生きたということがわかる。でも再会は一瞬で終わってしまい、またふたりは別々に。

そして再会の3年後、女は不治の病に。その死の床を訪れた男に彼女が言うことばが、あまりに悲しいのだ。

「こうして、最後にあなたを目の前にしていると、まるであなたと私はあの時、別れないで、その後結婚をしてずっと伴侶として生きてきたような感じがする。あなたが私の夫だったように思う。あれからずっと一緒にここで暮らしていたような気がする。苦しくて、寂しい人生なんか生きなくて、幸福で楽しい日々を生きてきたような気がする。……ありがとう、来てくれて。これで私の人生に意味がついた」

彼女を25年も放っておいて自分はちゃんと妻子もいて仕事も順調だというのに、死の間際に顔を見せただけでこんなこと言われて感謝されるなんて、これって男性側の勝手な幻想だよなー、とも思うんだけど、ふと「こういうことってあるかも」なんて考え込んでしまうなんて、私はどうしたんだろう？

きっと『AERA』で読んだ「独りで迎える更年期――〝子どもがいないと早くて重い〟説があるが」という寂しい記事にやられたに違いない。とくにちょっと衝撃だったのは今や日本を代表する社会派ミステリー作家である高村薫さんが「うつ」気分に陥っていた、というところ。またまた引用。

「高村さんもひとり暮らしのシングルだ。父親はすでになく、96年に母親も他界したときは、自分のことで本当に喜んでくれる人はもういない、と心にぽっかり穴があいたようだった。更年期を迎え、心の穴はますます深まっている。

独身主義ではなかったし、子どもも好きだったのに、出会いがなかった。……いま、日に何度も『うつ状態』の波が押し寄せると、その後悔の念もどーんと寄せてくる」

もちろんこれ自体は特別なことではない、というのはだれにでもわかるだろう。でも私には、これ、本当にあの高村薫さんのことなのだろうか、って思ってしまうくらいティピカルな話であることが衝撃だったのだ。だって高村さんという存在は日本でただひとりしかいないし、高村さんでなければできない仕事があるというのも多くの人が認めているにもかかわらず、「自分を思ってくれる人はいない」という空しさを抱えながら暮らしていかなければならないなんて。

これ読んでいるうちに、「高村さんでさえそう思うのなら、私が思わないわけないじゃん」としか考えられなくなってきて、暗い気持ちになってきた。

でも、本当に（とくにひとり暮らしの）女性は年齢の節目でこういう思いにとらわれるのだとしたら、先ほど紹介したようなたとえ男にとってだけ好都合な幻想であってもいいから、「あなたを愛し続けていたことが私の人生の意味だった」とでも自分に言い聞かせた方がまだマシかも、という気もしたわけだ。高村さんはおそらく、そういう幻想で自分の空虚さを埋め合わせるのを避け、「こんなに本が売れてるし、次を待ってくれている読者がいるんだから」と社会的な成功で自分を満足させることを避け、自分の孤独に真正面から向かいすぎたのではないか。人間そこまで厳しく真実を追究しなくても、ときには「○○だからいーや」と自分をゴマかすことも必要なんじゃないかなー、と最後はまた自堕落な答えにたどり着いてしまった。

1月23日（火）

また〝家庭教師編集者〟の方が通ってきてくれるシーズン。……って、ただ滞っている単行本のために私が作業している間、じーっと待っていてくださる編集者がいらした、ということなんですがね。

夜、『週刊朝日』をパラパラ見ていたら、高橋源一郎さんが川上弘美さんの『おめでとう』（新潮社）を紹介していて、また考え込んでしまう羽目に（それにしても昨日は『AERA』、今日は『週刊朝日』と朝日新聞社の刊行物によって感情が支配されている私）。

その中の『夜の子供』で「私」は昔、勝手に去って行った恋人と偶然出会い、なんとなく一緒にナイターに行ってしまうそうだ。その後、川上さんの小説の部分と高橋さんの解説の部分とをまたまた引用。

「『突然、竹雄とずっと前から一緒にいたような気分になった。昔も今もその間も、竹雄と離れたことなどなかったような気分になった。それは贋の気分だったが、球場の空の明るさが、贋のぺらぺらした安楽な気分を引き寄せた。』

そう、結局のところ彼女は満たされないであろう。すべては贋の気分なのかもしれないから。だが、贋であっても確かな気分がなければ人は生きることができないのである。」

ほら、これ何となく昨日からの問題と連続しているでしょ。この川上さんの小説の登場人物は辻さんの小説の人ほどファンタジックではなく、高村さんほどマジメでもなく、「この人とずっと一緒にいたのかも」と思いながらそれがニセモノであることを自分でもよく知っている。でも、その上で「ニセは安楽だからいいや」とそれを受け入れているわけだ。そして高橋さんは、「ニセがなければ生きていけない」とまで言う。

1月27日（土）

今週は水曜から金曜までは大学でお仕事。４年生の卒業研究の指導や入試など、この時期の大学は何かと気ぜわしいが、週の始まりに考えていた〝ニセモノ問題〟が頭を離れなかった。そういえばムーンライダースの『スカーレットの誓い』という曲のサビは、「薔薇がなくちゃ生きていけない」というんだけどあれも同じようなことか。ニセがなくちゃ生きていけない。

この日、東京は大雪。雪が降るたび、北海道育ちの私は「けっ、これくらい北海道じゃ毎日のことだぜ」とか思うのだが、東京にいるとなぜか道で転んだり「電車止まっちゃったー、いやーん」なんて〝雪害〟の犠牲者みたいな気分になってきたりするから、不思議。郷に入れば郷に従え、ということか（違うか）。

夕方、『たけしのTVタックル』の収録。本日のテーマは「主婦の恋愛」で、何と高橋源一郎さんの妻で作家の室井佑月さんといっしょだった。

室井さんにお会いするのは久しぶりだけど、彼女の〝愛の確信力〟にはいつもながら感動してしまう。この日も「夫に退屈してプチ不倫」なんていうビデオ見ながら、「信じられない」を連発していた。「私がいちばんときめくのはダンナ。いちばん気をつかっている男性もダンナ」と語る。

室井さんを見ていると、その愛は決してニセなんかじゃないと思う。となると、高橋さんの言う「ニセがなければ生きていけない」ってどういうことなんだろう？　自分たちはニセじゃないけど、世の中にはそういう人もいる、という意味か。

　それとも、今の強い気持ちだって、もしかしたらニセという可能性もある、でもたとえニセだとしても確かな気分であることは間違いない。それこそが生きていく上では必要なのだ、ということなのかな。

　……おそらくは考えすぎで、ちょっとした高橋さんのコラムとちょっとした室井さんのテレビでの会話をあれこれ関係づける私の方がおかしいのだろう。でも、今週はとにかくそのことで頭がいっぱいなわけだったから、仕方ないかと自分に言い聞かせる。先週は『バカのための読書術』にエキサイトして若者肯定論みたいのをぶってしまったのだが、今週は小説や小説家の発言に感傷的な気分になったりして。どちらにしてもメディアで語られていることが自分のハートと脳をこれだけ簡単に右往左往させるというこの私こそが、「現実と虚構との境目を見失っている現代人」の代表ではなかろうか……。なんてアホなことで胸を張っているうちに、スタン・ハンセンの引退がついに明日に迫る。

1月28日（日）

　朝、日本テレビ『ザ・サンデー』へ。「大雪で首都圏大混乱」というニュースがメイン。こだわりすぎみたいだけど、やっぱり疑問を感じるなぁ。いくら首都だからといって、雪が降っただけで全国に報道しなければならないものなのかいな。

　こういう言い方をすると「地方出身者が東京中心主義をひがんでいる」みたいに聞こえるかもしれないけど、そこまで込み入った話でもない。「単に在京局のスタッフが自ら体験したことだから、大雪って大事件だと感じてるだけなんじゃないの」ということだ。

　つまり、そのスタジオにいる人(制作者も出演者も)すべてにとって〝大雪問題〟は共有されている。どの人とも「いや、昨日は大変だったよ」「クルマで出かけたら首都高がストップしちゃってさ」と会話できる。つまりスタジオというその空間では、重要度100％のニュースなのだ。

　だれにとっても、起きた事件と自分との距離、かかわりの深さと関心度は、おおむね正比例しているはず。同じ被害者1名の殺人事件でも、500キロ離れた土地で起きたのと隣町で起きたのとでは、「えーっ!!」の声の大きさも違ってくるだろう。

もちろん、テレビマンたちがそんな安易な心理的視野狭窄状態に陥って全国ネットの番組を作っている、とは思わないけれど、ニュースの選択の仕方や扱い方が、ちょっと主観的すぎる気がした。まあ、大雪みたいな無邪気な話だから目くじら立てることもないのだが。

大げさに考えついでにちょっとだけ脱線すると、『テレビジャーナリズムの作法——米英のニュース基準を読む』（小泉哲郎著、花伝社）という地味ながら私の偉大なネタ本になっているブックレットには、ウィリアム・ベイリー（知らん）という人が1954年に行った「責任への道」と題するスピーチが紹介されている。ちょっと引用させてもらう。

「ニュースであろうとニュース解説であろうと、キャスターや解説者の最終目標は客観性である。人間である以上、個人の偏見や経験、それに意見から完全に自由であることはないし、それゆえ100％客観的であることは、往々にして不可能であることを認めなければならない。しかし大切なことは、キャスターや解説者が客観的であろうとする意志と自覚をもつことである。彼らが純粋に心に抱き、また深く脳裏に刻み込まれたこうした意志と自覚こそが、客観性の最も強力な保証なのである。」

大雪で参っちゃったねー、という話題を取り上げただけでどうして50年前のスピーチまで引き合いに出して文句言わなきゃならないの、と思う人もいるだろうけれど、問題はどこかでつながっているんじゃないかなぁ。

とはいえ、私もカメラの前で、大雪あたりまえの北国や雪なんて関係ない沖縄の人たちに向かって「あー、私も仕事で外出して転びそうになっちゃって……」なんて語ったんだから、客観性は限りなくゼロだな。

1月31日（水）

大学の特別講義というワクで、学生時代からの知り合いのゲームプロデューサーを拝み倒して講義に来てもらう。終わってから同僚の先生もいっしょに居酒屋へ。

住んでいる町（というか東京全体）には行きつけの店はまったくない私だが（コンビニ弁当ばかりなんだからあたりまえか）、大学の先生とたまに行くこの居酒屋では「おっ、先生、久しぶり！」と顔を覚えてもらっている。それは素直にうれしくてこっちも「こんばんはー、相変わらず盛況だねー」などと社交的なあいさつの一言も口にするのだが、もしこれが住んでいる家の近くだったら、また「ちょっとうっとうしい」と思って避けるようになるのだろうか。

関係性の薄い場所だからこそ、自分の日常に侵入していない関係だからこそ、社交的に親しげに振る舞える。これって「ネットでは匿名だからこそ何でも言える」というのと、すごーく似ている。

2月4日（日）

知り合いの環境問題研究者が行う「住まい」についての講演の前座をつとめることになり、大阪へ。

主催はとあるエネルギー関連会社なのだが、久々に〝企業マン〟たちと昼食をともにすることになり、少し戸惑ってしまう。大学や公立病院からアングラ雑誌まで、硬軟いろいろな場で仕事してきた経験があり、「どんな人とも合わせられるぜ」というのが私の自慢だったのに、どうしたことか。

会話の接点をうまく見つけられずしどろもどろになりながら、「何が違うのか」と考えてみると、「バーチャルな話（彼らにとっての）」がないのだ。エネルギー政策の話をしていたかと思うと、自分の子どもの話へ。それはどちらも彼らにとってはまごうことなき地に足の着いた現実。

そこに「よっこいしょ」と入っていくだけのエネルギーもないこちらとしては、何とか共有できるバーチャルワールド（たとえば新聞に載っているような社会的事件とか芸能界のスキャンダルとか）に土俵を移してもらわないと話ができない。おそらく私も一方的に自分の仕事のことや友人のことでも話せばいいのかもしれないが、それじゃコミュニケーションは成り立たない。

いや、そういう社交の会食では、意味のあるコミュニケーションなんてそもそも求められていないのか。日本の企業戦士たちの会話って、ずーっとこんな感じだったのかもしれない。

私など往々にして「地に足の着いた現実」が希薄になり、ネットの掲示板チェックで頭がいっぱいになったり、目の前の相手と話しこんでいるあいだに携帯に来た短いメールに「ガーン」となってしまったりしがちだ。福岡で「テレクラで知り合い実際には面識のない〝恋人〟の浮気に逆上した主婦が、相手女性にストーカー行為」などという事件をきくと、今やだれにとってもメディアを介した世界や電子世界の方がリアルなんだ、と思ってしまいそうになる。おそらく、このメルマガを読んでくださっている人もネットユーザーだろうから、多かれ少なかれそんな気持ちもわからないではないはず。

でも、「自分が手を伸ばせる世界＝現実」だけがリアル、という人もとくに企業社会にはまだたくさんいるということだ。そんなあたりまえのことを忘れそうになっていた。そして、自分とそういう人たちとのあいだには、いつの間にかギャップができていることにも気づいた。今からでもそのギャップを埋めるべきか、そうだとしたらどうすればよいのか、はわからないけれど。

でも、帰りに伊丹空港で今回の直木賞を受賞した山本文緒さんの連作短編集『プラナリア』を買い、〝なかなか働こうとしないで都会のすきまを漂う女たち〟の話を読んでいたら、あっというまにさっきまでの反省は消え、「これ、これ」という気分になってしまった。

2月5日（月）

早朝の新幹線でまた関西へ。いったい何をやっているのか、私よ。先週も今週もただむやみに長距離を移動している毎日だ。

とはいえ、今日と明日は大学の卒業生の研究発表会という大学教員にとってはとても大切な日。1年間、手塩にかけて（？）指導した学生が、その成果を全教員の前で口頭発表し、合否を仰ぐのだ。ちょうど1年前のこのメルマガにもたしか書いたけど、「子どもがピアノの発表会に出る母親」みたいな気持ちでドキドキする（そんな経験はないが）。

まあ、本来は〝お医者さん〟であるはずの私にとって、大学教員は「最近、ご縁があってやり始めたばかりの仕事」であって、まだどこか作りものめいている。「熱血先生チックな自分」を自分で楽しんでいるのだろう。そんなこと言うと、私なんかの指導をマジメに受け、発表の日を迎えた学生さんたちは気を悪くするかもしれないが。

「じゃ、やっぱり病院の仕事こそリアルか」と言えば、実はそれも違うと思うのだ。もちろん、相手は生身の患者さんなのだし、その人の一生や命にかかわる問題なのだから、そういう意味ではリアルそのもの。

ただ、うまく説明できないのだが、そのリアリティを実感してしまうとあまりの自分の責任の重さに手も足も動かなくなってしまう。〝強く正しい医師〟としてテキパキ振る舞うためには、ある種の演劇的空間が必要だった。少なくとも私には。

そういえば実際、こんな出来事が起きたこともあった。私が研修医の頃は、当時つとめていた病院があった地域がまだまだのどかだったこともあり、精神科医は家族の依頼があると、具合が悪くなっても受診しに来ない患者さんの家までよく往診に行っていた。時には「しばらく入院した方がいいよ」などと説得して、いっしょに病院に来ていただくこともあった。人権を大切にする今なら、道義上、ちょっと考えられないことなのだが。

話はずれるが、新潟の少女監禁事件で、容疑者の母親が相談に通っていた精神科の病院が、青年を診察せずに母親に薬をわたすという違反により、つい最近になって書類送検された。おそらく、青年の治療歴などについてもいろいろ調べるうちに発覚したのだろうが、私はとても複雑な気分になった。

「一度も診察もしないで薬出していた」という現象面だけ見ると、多くの人はその病院がいかにも悪徳診療をしていたように感じるかもしれない。でも、ひきこもりや家庭内暴力、外出恐怖症、あるいは自らの治療の必要性を自覚できない場合もある分裂病など、精神科の場合は本人が受診できない、あるいは受診したがらない、という場合がけっこうある。

そういうときはまず、家族など周囲の人が相談に来るわけだが、その先、医療機関がしてあげられることは限られている。受診もしていない人のカルテを作ることはできないし、もちろん薬だって出せない。たとえ早く興奮を鎮めなければ危険だ、という場合でも、本人が来てくれなければどうしようもない。もちろん、悪く考えれば家族がウソを言っているケースだってあるのかもしれないのだから、「診ていない人の治療はできない」というのは基本なのだが、「とにかく一度、連れてきてください」「いや、本人が来れるくらいなら相談に来ませんよ」「いや、とにかく……」と押し問答を繰り返しながら空しくなることもあった。

おそらく、新潟の病院は困り果てて相談に通う母親の言葉を信じて、そこから病状を察して、とりあえず今の状態を少しでも改善に導くべく安定剤を処方してしまったのだろう。しかし、結果的にはそれは触法行為となり、青年はもうそのときすでに少女を監禁しており、だれにもよい〝効果〟をもたらさなかった……。

人権か治療か。この問題に板挟みになる治療者や家族は多い。先ほど、昔ののどかな病院の往診風景について途中まで書きかけたが、よく考えれば本人が望んでいないのに、いきなり病院から医者がやってきて「診察させてください」「入院しましょう」などと言うのは、たしかに本人の意志も権利もまったく無視した話だ。

　ただ、何度も言うが、中には「そうするしかない」というケースも医療の中では、とくに精神科の領域で、発生することがときどきあったわけだ。でも、どういうケースなら半ば強制的な往診が許され、どういうケースなら本人の人権無視となるのか、人が線引きすることなどほとんど不可能だ。だから今は、たとえどんな場合でも、医療者自身が出かけて行くことはまずなくなった。「ご家族で説得してお連れください」と繰り返す。

　とはいえ、現実的にそれはムリだという場合、家族にかわって本人を説得し、病院に連れてくる「移送」を商売にする業者が現れた。私は移送業者に連れて来られた人を診たことはないのだが、最近、その会社の経営者が書いた『子ども部屋に入れない親たち』という本が話題になっている(幻冬舎)。医療者が押しかけることはなくなったかわりに、知らない業者がやって来るなら……結局、事態はあまり変わってないんじゃないかなぁ。

　……という大問題を話したいわけじゃなくて、話をムリやり戻すと、私が研修医だった頃は、長年つき合いのある患者さんの場合は、具合が悪くなって外に出れないらしいと家族などから情報があると、「ちょっと行ってみましょうか」ということもしばしばあったのだ。

　あるとき、「できれば説得して入院していただいた方がよい」と主治医が判断した人がおり、看護スタッフやソーシャルワーカーとともに私も同行することになった。でも、呼ばれてもいない人の家に「こんにちは～」などと上がり込んでいく、というのはかなり非日常的な行為ではある。

　ベテランの主治医以外の私たちはおそらく、現実のスイッチを切ってその場に臨んだのだろう。家族はあらかじめ訪問を知っていたのだが、なるべく本人を驚かさないようにと、玄関に入る前から門にはりつくように身体を縮めて数人でソロソロ歩いていたら、近所の人が出てきて言った。

「テレビのロケか何かですか?」それくらい演劇的空間が、そこには出来上がっていたのだ。何を話したかったか自分でも忘れてしまったが、とにかく「地に足の着いた現実が大切」とか言っても、はたしてそんなものあるのか、というようなことだ（ったと思う）。

2月14日（水）

世の中はバレンタインデーってやつ。

私は本当にずっと縁がないな、この日には。前にも書いたような気がするのだが、どこの病院にいたときも医者の中では女性は〝少数派〟だったためか、看護婦さんや事務員さんたちからチョコをもらう方が多かった。暗黙のうちにそういう慣習ができあがっていたので、こちらも「いやードウモ」などと言って自然に受け取っていた。

フェミニズムの観点から考えれば、「オンナがオトコにチョコを贈らなければならない」ということじたい問題になるだろう。では、女性スタッフが一応、女である私にもチョコをくれる、というのは一見、より開かれている印象も受けるが、実はその背景にあるのは「医者＝オトコの仕事」という超堅固な性役割意識。それがあまりに強すぎるため、「医者であるからにはあんたもオトコになってもらうよ」と私自身の性の転倒までが引き起こされるわけだ。

そんなにむずかしく考えることもないのかもしれないが、日頃、〝オンナどうし〟としておしゃべりしていた看護婦さんたちからチョコをわたされたりすると、「えー、いつものようにオンナとして扱ってよー」という気になったものだ。なんというか、一度、オンナとして見てもらわないと男女平等も始まらない、というか。複雑な話だが。

夜は、新宿のトークライブハウス、「ロフトプラスワン」に出かけた。なんと社会学者の宮台真司さんと（！）しかもなんと『噂の真相』プレゼンツ企画で（！）話をするのだ。さらにテーマはバレンタインデーにちなんで「愛と性」（！）とのこと。

……とビックリマークをいくつつけても足りないほどのイベント、緊張しまくりで「よし、岡留編集長にどんなことをきかれても今日は答えてやるぞ！」と覚悟を決めて出かけて行った。でも、その場では編集長ではなく平野店長が司会をすることになり、沖縄の問題や田中康夫県知事問題などとてもとても硬派な話題に終始して私はほとんど発言せずにすんだ。

それにしても、私の世代だとまだ『噂の真相』と聞くだけで意味もなく「ヤバイッ！」と身構えてしまう人も多いだろうが、今や〝信用のおけるメジャー誌〟として認知されているらしく、客席の雰囲気もあまりに明るくてビックリ。質問も的を射たものばかり、〝荒らし〟的な人は皆無だった。

『噂の真相』→タブーやスキャンダルの怪しい雑誌→

読者も論争やゴシップ好き、みたいな図式から抜け出せない私が時代遅れということだろうなぁ。

朝までねっとりした議論の応酬が続いたらどうしたらいいんだ!? といった始まる前の恐れは杞憂に終わり、私のヘタレな希望通り午後10時半には終了。

ただ、フロアから「カヤマさんも扉のページ（一応、何らかのウワサのある男女がヌードでからんでいるイラスト）に登場したのに怒るどころか原画ちょうだい、とまで言ったらしいですが、どうしてですか」という質問が出たときは、ちょっと困った。結局、編集長などが答えているうちに私は話さなくてよくなったのだが。

たしかに自分らしき顔をしたハダカの女性の絵を見たときはちょっとビックリしたのだが、「しょせん、絵だしなー」と不思議なほど腹が立たなかった。中には、それを見て名誉毀損で訴える人もいるらしいけれど、とてもそんなリアリティは感じられなかったのだ。

……と言うと私がとても寛大な人間のようなのだが、実は全然、違う。どちらかと言えば無頓着な私ではあるが、文字で書かれた批判にはめっぽう弱い。実際、『噂の真相』の本文に書かれたちょっとした批判を読んで、長らく落ち込んだこともあった。よく考えてみれば、数行の記事より1ページにバーンと描かれた似顔絵ヌードの方がインパクトはずっと大なのかもしれないのだが、「絵→つくりもの、字→ホンモノ」というおかしな法則が自分の中にあるようなのだ。

これはおそらく、視覚的人間か聴覚的人間か（あるいは映像的人間か言語的人間か）という問題にもつながることだと思うが、このヴィジュアル優位の時代にあっても私のような人間はけっこういるのではないだろうか。だから、文字情報だけがやり取りされる電子メールや掲示板がこんなに盛り上がっているのだ。

たとえば、みなさんにこうやって読んでいただいているメルマガだって、画像ゼロ、文字だけという素っ気ない構成だ。実はこれをはじめるときに私はひそかに、「画像満載のホームページがひしめく中、文字だけのメルマガなんて読む人いるわけないじゃない」と思っていた。でも、私のヘボ予想を大きく上回る数の人に読んでいただいているし、その私もいくつかのメルマガを購読している始末。

ネット上においても「画像より文字」という指向性を持つ人がかなりたくさんいるのだろう。だからこそ、掲示板に何気なく書き込まれた文字が当人の思惑を超えてだれかを深く傷つける、という事態も起こりうるのだが。

2月15日（木）

大学に行き、ある学年のゼミ生と後期終了の打ち上げをした。二次会はカラオケで〃若者のナマ音楽事情〃に触れ、気分が高揚。

病院の患者さんとはいくら気が合っても、「よし、カラオケ寄って行こう」とは言えない。あくまで治療の枠組みの中でつき合うのが原則だからだ。また、治療者と患者さんとなるとその間には転移、逆転移という特別な感情が発生するので、自分が「気が合う」と感じたとしてもそれを文字通りの意味で受け取るのは危険だ。

実は私には、長いつき合いの中で〃ほとんど友だち〃になった元患者さんも何人かいる。でも、その人たちにしてもそういう関係を築いたのは治療が終了してしばらくたってからだ。「昔お世話になった○○ですが、今度、結婚するんで彼女といっしょにあいさつに行っていいですか？」「えー、なつかしい。じゃ、ゴハンでも食べようか」という感じ。それでも「やりすぎかな」と思うことがある。

その点、学生はあまり考えずに「タコ焼きでも食べて帰るか」なんて誘えるので、私としてはとても気がラク。でも、これもやりすぎると「セクハラだ」ということになりかねないのか。学生にしてみたら「面倒くさいから断りたいけど、単位もらえなかったら困るし」という気持ちかもしれないし。

治療者―患者、教員―学生、ある非対称な関係性が発生する間柄でのつき合いは、いずれにしてもけっこうやっかいだ。

2月17日（土）

今日は関西の帰りに鎌倉に寄り、『週刊女性』の連載でイラストを担当して下さっているいぢちひろゆきさんにお目にかかる。

私はこの連載をなんと！3年以上続けているのだが、そのあいだ私の遅くてしかもいいかげんな原稿をじーっと待って、「どうして著者より的確に内容を把握しているんだ！」と驚愕するようなイラストを素早く描いてくださるいぢち画伯にお会いするのは、この日がはじめて。

顔見知りの編集者が鎌倉駅の改札で待っていて、私たちを「えーと、こちらが……」と引き合わせてくれた。それからみんなでゴハンを食べたりちょっとした観光をしたりしたのだが、3年間続いたメル友にいきなり会った状態というのだろうか。どういう話題がふさわしいのか、ちょっと戸惑ってしまった。

　実はこの「わくわく怪獣ランド」という名前からして気の抜けた連載は、私の毎週のすばらしい息抜きになっている。芸能ネタや三面記事から「こりゃすごい」という人を選んで、ムリやりモンスターっぽいネーミングを与えて、「あなたのまわりにもこういう人がいるでしょ?」と一般化する。

　たとえば、記念すべき連載第100回は「ネット恋愛主婦怪獣キッチンフリンガー」。で、またいぢち画伯の手による「顔がケータイの画面になっちゃった主婦」のイラストがイカしてる。

　ちょっと堅い本を出したときは批判をおそれてひた隠しにしたりするのに(じゃ、出すな、と言われそうだが)、「わくわく怪獣ランド」だと「一度、見てねー」と言えちゃう私。問題ですよねぇ。

2月21日(水)

　夜、歌人の林あまりさんと鴻上尚史さん作のお芝居『恋愛戯曲』を見に行く。

　こうやって目立つ予定ばかり書いてると、自分でも「私って毎日、華やかな生活を送ってるじゃん?」って気になってくるのだが、帰りにコンビニ寄ってお弁当やお好み焼き買って家に着く頃にはいつもトーンダウンしてる。

　ところで、『恋愛戯曲』は恋愛ドラマを書くためにテレビマン(筒井道隆)に「私と恋に落ちて!」と懇願する女性脚本家(永作博美)のちょっと痛々しいお話だった。精神分析家のラカンが提唱した概念に「一の線 trait unaire」というのがある。自分もそれであるような、ある印。自分もそこの中に数えられるようなシンプルな登録簿。その特徴はたった一つなのに、それによって自分は「これが私だ」と確信できるような何か。

　うまく説明できないが「一の線」とはそんなもので、それを相手の上に見ちゃったとき、その人は恋に落ちるんだと思う。

「一の線」は具体的なイメージとしては、刻み目とかひっかき傷とかの例をあげて説明されることが多い。決してたくさんの形容詞とか修飾語とかを使って語られるゴージャスなものではない。だから、本当のひとめぼれというのは、当人にも説明できないようなものであるはず。「ルックスも私好みじゃないし、仕事だって私とはあまり関係ないし、性格的にも私とは合わないことはわかっていたんだけど……でも、好きになっちゃったんだよね」。その人は、自分にかつてあったけれどすでに失われて、しかも二度と手に入らない何か、自分の根源と深く関係があったはずの何か、つまり「一の線」を彼の上に見てしまったのだろう。

出会った瞬間にことばさえ失ってしまうようなそんな理不尽なひとめぼれは、おそらく実ることもないと思うけど。『恋愛戯曲』の中に出てくるちょっとまわり道なひとめぼれも、やはり「一の線」の恋だったのだろうか。

それにしても、鴻上さんはどうして今、こんなわかりにくいようなわかりやすいような不思議な恋愛物語を書いてみようと思ったのかな。理不尽なはずの「一の線」の恋さえ、現代じゃこんな屈折した現われ方しかしない、ってことか。じゃ、たとえビビビッと来なくても、自分自身の存在の秘密と密接に結びついたような恋を、人は自分でも気づかないうちにしてるってことか。それもちょっと困るよね。

それにしても、林あまりさんとプロレス以外のイベントでごいっしょするのは超久しぶり。……というと知らない人はビックリするかもしれないが、彼女は心からプロレスを愛している。その純粋な愛情にはアコギなファン（つまり公の場ですぐ「私ってプロレス好きでさー」などとアピールしようとする）の私も学ぶところが多いです。

2月24日（金）

昨夜から今朝にかけてのメインの仕事は、毎日新聞「雑誌を読む」の原稿を書くことだった。だいたいどの新聞にも、政治・経済・教育など堅めの項目を扱う「総合誌」に書かれた文章などを学者や評論家が定点観測して論じる月刊コラムがあって、「論壇時評」などと言われている。

この「論壇」というのを辞書で引いてみると、「議論を戦わす人の社会。評論家・批評家の社会」だって。どんな社会やねん。

毎日新聞の場合、それが「雑誌を読む」というちょっと柔らかめの名前で書き手も3人、「メイン評」と「短評」をかわるがわる担当するシステムになっているのだ。……なんて書き手のひとりだった私が他人事みたいに言ってはいけないのだが、実はよく仕組みがわからんまま任期が終わり、今回が最後の執筆となった。しかも、順番により「短評」じゃなくて「メイン評」

の方。

何がよくわからなかったかと言えば、まず「雑誌を読む」の〝雑誌〟とは何か、ということ。「論壇」っていう社会で通用するのは『文藝春秋』『中央公論』『世界』といった硬派のオピニオン誌だけ、とはあまり意識していなかった私は、最初の数回は『週刊女性』や『an・an』の記事を取り上げてしまった。

でも「雑誌を読む」としていたからには、新聞社の人たちの基準もあいまいだったと思う。バリバリの「論壇時評」にもしたくないけど、一応、その流れを汲むコーナーだっていう前提で書いてほしい、というところだったのだろう。そこにいきなり『an・an』じゃ、困ったでしょうな。

でも……読まないですよね、ふつう『中央公論』とか。私も「ここではきっと大事な問題が論じられているのだろうから、いい機会だと思ってがんばって読もう」とし続けたんだけれど、どうしてもこの世界になじめなかった。

最も印象に残ったのは、『文藝春秋』に発表した大島弓子さんの卵巣ガン体験マンガ。なんというか、表現者として「これは伝えておいた方がいいかな。でも女性誌や週刊誌だと興味本位に取り上げられるからイヤだな」という人にとっては、これら論壇誌というのは発表しやすいメディアなのだ。だから意外にあっと驚く芸能スクープなどが載ることもある。

それにしても、どうしてこんなに食指が動かないのだろう。まずひとつには、「読んでください」という工夫やサービスがあまりにもない。どの雑誌も目次は縦書きで、弁論大会の順番みたいにタイトルと著者名が並んでいるだけ。しかもなぜか、字体だけはバラバラだったりして、わざとダサくしているとしか思えない。

本文のデザインも同様にセンスがないのだが、それ以上に不思議なのは、論壇誌となるとふだんは頭の柔らかい人がいきなり融通のきかないことを書いたりすることだ。いちばん目につくのは、「私の若い頃はこうじゃなかった」「昔はもっとこうだった」という発言。

たとえば、私は桐野夏生さんが大好きで新刊の『玉蘭』(朝日新聞社)も早速読んだし、『週刊文春』で始まった連載「グロテスク」も毎週、楽しみにしている。でも、その桐野さんが『文藝春秋』の「少年はなぜムカつくのか」という文章では、コミケなどで見られがちなパクリを批判して、「私の世代は、言葉にせよ、キャラにせよ、他人の創作物を使う時は、これは借り物だという認識があった」なんて断定口調で言っているのを見ると、「ホント？」と疑問を感じてしまう。

『世界』では、ノンフィクションライターの小林道雄さんが「少年事件への視点」という連載の中で、「私たちの時代の子ども社会は、だいたいは上が小学校の六年生から下は四、五歳児にいたる子どもたちが、二〜三歳ぐらいずつのブロックを形成して上下につながっていた」と書いていて、小林さんが今何歳か知らないのだが、これも「ホント？」という感じだった。

別に目くじら立てる必要もないのだけれど、私がもう何年も前、政府の審議会みたいなところにはじめて呼ばれて行ったとき、政治家や有識者と呼ばれる人たちがこぞって「私が子どもの頃は教育はこうだった」「昔のしつけというものはこうだった」と自分の個人体験を普遍化して語るんでビックリした。しかも、それがそのまま報告書に書かれて施策になったりするんだから。

その印象があまりに強烈なものだから、論壇誌で似たようなもの言いを見つけると、「（一部ではこの用語は差別的と言う人もいるが）これがオヤジだ……」とがっかりしてしまう。

これまた感覚的な言い方で悪いけど、ふだんはオヤジじゃない書き手までをついついオヤジ化させてしまう磁場、それが論壇というところなんじゃないんでしょうかね。こんな結論に達するために何年も「雑誌を読む」を担当させてもらっていた、というのも我ながら情けない。しかも、最終回、雑誌の読み返しやら構成やらでほとんど一晩中かけて書き上げた原稿のテーマは、「若者の生き方」。そう、私自身がすっかり論壇オヤジ磁場に取り込まれているわけだ……。

2月26日（月）

『レコード芸術』というクラシック専門の雑誌の座談会に行く。場違いなことはなはだしいが、取り上げるディスクが武満徹という日本を代表する現代音楽の作曲家のもので、それなら何枚か聴いたことがあったので出かけてみたのだ。

ちなみに取り上げたのは、「高橋アキ／高橋アキplays武満徹」というピアノ曲集と「工藤重典／巡り武満徹フルート作品集」。「そして、それが風であることを知った」なんて曲名きいたら、なんとなく聴きたくなるでしょ？　どうぞお聴きになってみてください。

さて座談会の結果は……いやー、やっぱりムリは禁物ですね。でも、同席した音楽学の先生と若い作曲家の方（ふたりとも男性）がとても親切に知識のない私でも語れるように配慮してくださったので、大恥はかかずにすんだ。

こういうことがあると、私はつい考え込んでしまう。やっぱりこういう場面じゃ、〝ジェントルマン〟である彼らが〝紅一点〟である私に気を使ってくれたから無難にすんだんじゃなかろうか、と。もしその要素がゼロとは言えないとしたら、そこから先の受け取り方はふたつ。「女だからって特別扱いしないでほしい」と否定的にとらえるか、「いやー、女で得しちゃった」と肯定的に受け取るか。

私はラクをしたい気持ちがとても強い人間なので、あまり深く考えないで「ラッキー」とだけ思いがちだ。でも、そういう繰り返しを経験してきて、心のどこかで「また何とかなるさ」と〝女であることに甘えてる自分〟にまったくなってないとは言えない。今回、武満徹についての座談会だってわかっていたのに準備不足で臨んだのだって、そういう計算があったのかもしれないし。

なんでそんなことまた言い出したのかというと、ジョアナ・ロスというアメリカの作家にして学者が書き、小谷真理さんが訳した『テクスチュアル・ハラスメント』（河出書房新社）という本をパラパラ読んでしまったからだ（直前に読んだものにすぐ影響され、そしてすぐ忘れる私）。

この本では、文学やその他の芸術などの表現の世界での女性抑圧の問題が、徹底的にかつ論理的に論じられる。たとえば、女性作家に対して時折あびせかけられる「書いたのは彼女じゃなくてダンナだ」とか「生涯ただ一作だけの作家」といったもの言い。あるいは、作品を芸術の正統な系譜に入れずに「女ならではの・女だからこその作品」などと別ジャンルにくくろうとする。そうやってマイノリティ化できないほどの作品の作者に対しては、「女らしからぬ女」というレッテルを貼る。

そういう「文学の世界における性的いやがらせ一般」を「テクスチュアル・ハラスメント（テクハラ）」と言うんだそう。

もちろん、女性作家であるというだけで誹謗中傷されたり、「どうせどこかの男に書いてもらったんでしょ」と言われたりするのはたまらないと思うが、私が受けた〝女性であるがゆえの恩恵〟みたいなものもこれに入るんだろうか。女は一人前扱いされずに座談会の席のお飾りで、ちょっとくらいいい加減な発言をしても「はいはい」と聞き流される、と解釈すればハラスメントとも言えるけど、私みたいに「女だからって甘くしてもらっちゃったー」と脳天気に受け取った場合はどうなのか。きっとそういうのに甘んじる人がいるから、その裏返しでテクハラも起きてしまうということなのだろうけど。

たとえば男の中に、こう考えている人はいないんだろうか。「みんな女の言うことには紳士的に耳を傾けて誠実に答えてやってるのに、男のオレがちょっとでも誤った発言をすると厳しく追及しやがって。これは性差に基づくいやがらせじゃないか。男は同性からセクハラを受けてるんだ」

同性からのセクハラ。なんだか語義矛盾があるのかもしれないけれど、この日、『レコード芸術』の次に出かけた『an・an』の座談会でも期せずしてそのことを考えさせられることになったのだ。

その座談会のテーマは「職場とストレス」。出席者は東京で働く3人の女性と私（私はこれまで〝読者代表〟といった方たちにお会いするのが超苦手だったのだが、このメルマガで読者の方からのメールを親しい気持ちで読ませていただいているうちに〝社会復帰〟が進み、限られた状況でであるのだがこういう企画にも参加できるようになった。……書き手が癒されるメルマガ、ってことか!?）。

そこに参加した女性たちは、仕事に対してちょっと驚くくらいマジメ。私は心のすみで「いろいろな情報とか願望も多い若い女性だから、〝どうして私、もっと自分らしくできないの？　こんなはずじゃないのに〟なんて自己不全感があるんじゃないのかな」なんて予想して出かけたのだが、そんな曖昧な悩みを持った人はいなくて、もっと具体的に「今の仕事をこう発展させたい」と目標を持っている。「私ならもっとうまくいってもいいはずなのに」と現実を否定したり、自己愛的な幻想に溺れたりもしていない。「自分の若い頃を思い出してみんな同じに決まってる、と思った私がバカだった」という感じ。

ところがそんな彼女たちも、話しているうちにある共通の〝悩み〟の話題になると、「そうそう、そうなのよねー」とため息をつき出した。それは、ものわかりの悪い男性上司などもいるにはいるが、いちばん困るのは女性の上司や同僚の無理解、いじめなどだということ。「古い言い方でイヤなんですが、『女の敵は女』ということですよね」と口にする人もいた。

いつも同じような雑誌からの情報ばかりで申し訳ないのだが、『AERA』を読んでいたら「専業主婦と働く女性たちとの溝は埋めがたいほど深い」という記事があって、両者が互いをほとんど罵倒し合っていた。働きながら子育てする女性の中には「専業主婦と呼ばずに無職と表現するべきだ」と言い切る人までいる。これは、男性が発したらやっぱりある種のセクハラと取られる発言だろう。でも、働く女性たちは専業主婦から「子どもや夫がかわいそうね」などと言われて、傷つくことも多いようだ。そのどちらかですらない「子どもも夫もいない働く女性」や「子どもも夫もいなくて働いてもいない女性」は傷つくことはないのか、とも思うが、そのあたりになると話があまりに複雑なので、金井美恵子さんや山本文緒さんの小説でも読んでそれぞれに考えてもらうことにしよう。

とにかく、とくに職場で女性に対して「だから女はだめなんだ」と言ったり、女である自分にとりわけ高い要求をしてきたりするのは、圧倒的に女性上司。集まった彼女たちの意見は完全に一致していた。これって昔から言い古されたことなのかもしれないが、気が重くなる現実だ。

III　心の病が生んだ社会現象

ひきこもり

ひきこもり、ということばが一般に広く知れわたるようになったのは、いつの頃だっただろうか。

この問題の第一人者である精神科医・斎藤環氏が『社会的ひきこもり』を上梓したのは1999年、新潟の少女監禁事件やバスジャック事件など青少年の犯罪が続き、それらとの関連で「ひきこもり」に注目が集まったのが2000年。その頃から、「ひきこもり」は正確な意味や定義はわからなくても、だれもが「ああ、ああいう状態のことを指すのね」となんとなくわかるもの、としてすっかり一般の人のあいだでも定着した。

まず、その用語なり概念なりが、心理学や精神医学のエリアで小さな声で語られ始める。その時点ではそれはまだ、専門的にもきちんとした定義などはなされていない。ところがそのうち、象徴的な事件なり社会現象なりが起きてしまう。そしてだれかが「これこそが〇〇だ!」とその用語を〝発見〟してきてセンセーショナルに取り上げ、多くの人に知られるところとなる。「まだこのことばについての統一見解は、専門家の間でも得られていないんです」などと言ってももう遅い。精神科医はいまだに正式な医学用語にすらなっていないこれらの〝新しい概念〟についての解説を迫られ、ときには「私が○○です」と自ら名乗って診察室を訪れる人たちの治療にも取り組まなければならなくなる。マスコミや世間が先導して形成され、その数を増やす病。内科や外科とは違って、精神科の臨床場面では、しばしばそういう病が出現することがある。これは、ストーカー、アダルトチルドレン、あるいは多重人格やサイコパスのときにも見られた現象だ。

そういうわけで、この「ひきこもり」もいまだに正確な病名としては医学の世界で認知されていない。というか、そもそもこれは特徴的な症状や経過を持ったまとまった疾病概念ではないから、「胃潰瘍」「退行期うつ病」のような明確な病名になることはありえない、と斎藤氏も言う。では、病名でないなら「ひきこもり」とはいったい何なのか？　斎藤氏は、「それは例えば『不登校』などと同様、一つの状態に対して与えられた名前に過ぎない」と説明している。

しかし、そのように〝あいまいな存在〟である「ひきこもり」だが、その数は決して無視できるほどは少なくない。斎藤氏や教育評論家の尾木直樹氏は、さまざまなデータから「ひきこもりは全国で数十万人から120万人」と推定する。犯罪との関連ばかりをいたずらに強調してその危険性を喧伝するマスコミの態度を厳しく戒めながらも、斎藤氏は言う。「ひきこもり問題は、その規模から考えても、わが国の将来に大きな影響を及ぼす社会問題という側面を持っている。」

また、思春期の精神病理に詳しい精神科医・牛島定信氏もこう述べる。少し長くなるが引用しよう。「従来の分裂病の自閉やうつ病の制止症状と絡んだひきこもりとは違った非精神病性のひきこもりがとみに世の注目を浴びつつある。この状態が若者の自我同一性形成と絡んでいるのは確かなことである。それだけに家に引きこもって両親を心配させている若者の社会参加拒否の心性は、一般の健康と考えられている若者たちの心のどこかにも等しく隠れているのではないかと考えると、これは国家的問題と言わねばならないのかもしれない。緊急課題なのである。」

実は私自身も、「ひきこもり」でいちばん重要なのは、彼らの抱える問題がふつうの若者や元気な若者の心の中にある何かと〝地続き〟であることだと思う。学校や街で楽しそうに振舞う若者と「ひきこもり」。まったく対極にある両者のどこが〝地続き〟なのか、と不思議に思う人もいるかもしれない。

牛島氏は、実は「ひきこもり」が含んでいる問題は、70年代に精神科医たちの間で話題になった退却神経症の問題にまでさかのぼって考えることができると言う。この病態についてまとめた記述を紹介しよう。「これらの中心的特徴は正業不安であると言われた。正業とは、学生なら学業を、社会人であれば定職を指すが、彼らは傷つくことを恐れて正業に就くことができないのである。対人恐怖症や登校拒否では傷ついて挫折した後の克服の問題としての父親や母親との価値観の相克をみたわけであるが、これらの症例では傷つく前に退却してしまうのである。」

そしてこの傾向のさらに背後にあるのは、自信のなさや劣等感ではなく、むしろ「勝ち組と負け組をはっきり分ける優勝劣敗の価値観」や「妥協を許さない高い自我理想」であることが指摘されていた。もちろん、だからと言って理想を実現し、〝勝ち組〟になろうとチャレンジするほどの強さは持ち合わせていない。挫折して〝負け組〟であることに直面するのは、彼らにとっては「生きる意味はナシ」と宣告されることに等しい。だから、社会と接触するとしても正業ではなく、アルバイトや趣味など「これは本気じゃないんだ」といつでも言い逃れできるような副業で、ということになるわけだ。

そして、ついにその副業を通しても社会と接触できなくなったのが「ひきこもり」だと考えられる。だから、よく誤解する人がいるのだが、彼らは決して本質的に自分の価値を低く見積もっているわけでも、自分が苦しんでいる分、他者にもやさしいわけでもない。逆に、「人生は名声を得て、金を儲けてナンボだ」と非常にシビアな価値観に縛られている例が多い。さらに、「大成功できないのなら何もやらない方がまだマシ。細々と生活するためにやりたくもない仕事をして、社会の歯車になるのは真っ平だ」と思っている人もいる。こういった彼らの心理の複雑さを理解していない大人はよく、「ほら、そんなに自分をダメだと思っていないで、まずアルバイトから始めてみればいいじゃない」と言う。しかし、それこそが彼らが最も嫌っていることなのだ。

こう言われると、この心理は就職せずにボランティア活動に打ち込んだり、フリーターをして果てのない「自分さがし」を続けたりしている今の多くの若者と共通するものである、というのもなんとなく納得がいくのではないか。もちろん、それは「本当の自分の価値を発揮し、充実した人生を送りたい」という非常にピュアな願望ともつながっている。そういう意味で、いちがいにこの傾向を否定することは正しくないと思う。とはいえ、現実世界での自分の〝落しどころ〟

が見つけられないでいる若者たちを、そのまま放っておくわけにもいかない。

今さら「食べるために働け」とは言えない。しかし、「いつまでも何もしなくてもいいよ」と言っても、だれも幸せにはならない。たしかにこれは「国家的問題」かもしれない。

世代間境界

心の病気って増えているんですか？

こういう質問をよく受ける。神経科の外来受診数はたしかに増加しているが、これにはクリニックじたいの増加や「気軽に受診できるようになったこと」といったさまざまな要因が関係しているので、すぐに「病気の人が増えているから」と結論づけることはできないだろう。

ただ、20代から30代の女性の神経症症状は、確実に増えている。こんな統計を発表した精神科医がいる。小野和哉氏というその医師の調査によると、神経症症状の中でも「対人緊張、対人意識過剰といった対人恐怖症状」と「拒食・過食などの摂食行動異常、出社拒否、自傷行為といった行動障害」の増加がとくに目立つという。彼女たちの多くは高学歴の仕事を持つ女性たちなのだが、小野医師はこれらの症状の増加の背景には、「完全主義傾向」と「愛情飢餓感より出てくる依存欲求」があると考察している。

それにしても、短大や大学などで学び、職にもついて活躍しているはずの女性たちが、なぜ「愛情飢餓感」などに苦しまなければならないのだろうか？　この点について小野医師は、さらに興味深い仮説を述べている。

それは、神経症症状を呈する20〜30代の女性たちをよく見ると、その母親にはある一定の特徴があることがわかってくるというのだ。論文から引用してみよう。

「(彼女たちの母親は)自分の職場の悩みや夫との問題を子供に相談したり、さらには母親自身の男性関係まで相談するといったように、母親と子の世代間境界の希薄さがうかがえる」。

つまり、母親世代が自分自身のアイデンティティなどにかかわる悩みや迷いをたくさん抱えており、それをそのままわが娘に話してしまう。ときには「ねぇ、私どうしたらいい? 私を助けてよ」と子どもに救いを求めたり、依存してしまったりする例もある。そういう母親のもとで育った娘は、母親の完成された自我を自分の中に取り入れて自分を成熟させることもできずに、自分の問題と母親の問題、両方の葛藤を抱えて混乱してしまう、というわけなのだろう。

世代間境界の希薄さ。

これが否定的にとらえられたことは、これまであまりなかったと思う。母親が見た目も心の中もいつまでも若々しく、娘とまるで友だちのようになんでも話したり出かけたりする現象は、〝仲良し母娘〟などと言われてほほ笑ましく思われてきた。最近になってパラサイト・シングルの問題などが浮上してきたが、それでも悪いのはいつまでも自立しない子どもの側であって、若々しい親が批判の対象になることはまずなかった。

たしかに実際の臨床でも、この「世代間境界を失った親たち」が問題の原因になっていることは、めずらしくない。ある母親は、自傷行為や性的逸脱などさまざまな行動障害を繰り返す娘を前に、こう言った。「どうしてこんなことになったのでしょう？　私たち親子は姉妹みたいになんでも話してきたのに……」。しかし、よくきいてみると夫への不満、やりたかった仕事のことからワイドショー的な話題まで、「なんでも話していた」のは母親の方だけで、娘の方はいつもそれを一方的に聞かされるだけだったようだ。娘は、際限なく続く母親のおしゃべりをときには笑いながら、またときには深刻な顔をして聞きながら、心の中で思っていただろう。「……でも、あなたは私の友だちじゃなくて、お母さんでしょう？　いろいろな葛藤を乗り越えて大人になり、結婚して母親になったんでしょう？　どうして今さら、そんなことを私に相談するのよ？　そういう問題で悩んでいるのは、私の方なのに……」。

また、ある母親は不登校になった娘の前でこう言った。「たしかに離婚したのは娘にも申し訳なく思っています。でも、離婚する前にはちゃんと娘にも相談したんですよ、そうしたらこの子もそれがいい、って言うから……」。子ども、とくに娘というのは母親の心情を先まわりしてとらえ、自分の意志をねじ曲げてでも「母親が言ってほしいと願っていること」を忠実に口にする。だから、「お母さんたちが離婚したら、あなたはどう思う？」ときかれれば、娘はたとえそうしてほしくなくても「私もそれがいいと思う」と言ってしまうだろう。母親としては娘の気持ちも尊重したつもりかもしれないが、娘はその後、「自分の責任で親は離婚したのだ」という罪悪感に苦しむことになる。

母親と娘が仲良し。これじたいには何の問題もない。いつまでも若くて元気で、まるで娘と姉妹のような母親。これもすばらしいこと。でも、母親にとって娘がいくら〝頼りがいのある友だち〟に見えても、多くの娘にとっては母親はそうではない。娘は、とりあえず身近にいる大人である母親をモデルにして、自我を作り上げていかなければならないのである。そういう意味で、〝友だち母娘〟は決して完全に対称的ではないわけだ。

世代や年齢にとらわれず新しいことをしたり好きな服装をしたりすることと、心まで若く未熟で自分の子どもに頼ってしまうことは違う。ライフスタイルのエイジフリーと心の成熟度のエイジフリーは別もの、ということをどこかで忘れずにいた方がいいかもしれない。

早じまい感覚

知り合いの女性クリエイターと深夜にお茶しながら、「私たち、いつまでもこんなことして遊んでいていいんだろうか？」という話になった。彼女は私と同じような年齢（つまり40代）であるが、見た目も頭の中も驚くほど若い。ポップな服装も音楽の趣味も20代そのもの。その日も午前1時まで仕事をしたあとでやっと時間ができたから、とお茶に誘ってくれたのだ。つまり、体力的にもきわめてタフ。

もちろん、彼女のような生き方を全面的には肯定しない人もいるだろうということは、私たち自身にもよくわかっている。――いつまでもコドモじゃないんだから、もう少し分別のある若い人たちのお手本になるような生活を送るべきだ。いつそういう声が飛んでくるか、ビクビクしながらも夜遊びもゲームもやめられないわけだ。

たしかに、いつまでも年を取ることができず、コドモっぽい価値観、ライフスタイルをずるずると30代、40代に持ち込む人たちの増加は、一種の社会問題にまでなっている。その知人のクリエイターは立派に自立しているのだからまだよいが、経済的にもコドモのままほとんど親がかりの生活を送るパラサイト・シングルや自分の同一性をなかなか決めようとしないフリーターは、今後、高齢化する社会の〝お荷物〟にもなりかねない、と言われている。また、結婚して子どもも持ったものの、内面的にはまったく成熟していない親たちによる虐待事件もあとを絶たない。

そういったことを考えると、やはり社会は全体にコドモ化していると言えるのだろうか？　だれもがオトナになることを拒否し、ピーターパンのようにいつまでも気楽で無責任なコドモライフを送り続けているということなのだろうか？

しかし実は、その逆の思いを抱いている若者もいるようだ。もう何年も前になるのだが、長期留年学生を対象に調査研究をしている精神科医が、論文で興味深いことを述べていた。当時はモラトリアム学生と言われ、今ならひきこもりと呼ばれるかもしれない彼らは、当然、オトナになることを拒んだ万年コドモと見なされていた。ところが、よく話をきくと多くの学生が、とても早いうちから「自分はもう若くない」という気持ちを持っていることがわかったのだ。

もちろん、「若くない」イコール「オトナである」という意味とは少し違う。彼らの言い分は、「若くないからもう何をやっても仕方ない、自分には可能性がない」というもの。あきらめの境地に近い感情に支配され、大学に通ったり就職したりすることを放棄しているというわけだ。その精神科医は、早々に「もうダメだ」と自分に見切りをつけてしまう彼らの根底にある思いを、「早じまい感」と名づけていた。

この結果は、私にはちょっとした驚きだった。「まだコドモで若いから、自分を決められない」

のではなくて、「もうコドモが持っている可能性は残っていないとわかっているから、何もしない」。それからひきこもりや不登校を続ける思春期のケースを診るときは、「自分は若いか若くないか」という質問を意識的にしてみることにした。すると非常に多くの場合で、返ってくる答えは「若くなんかない」というものだった。「じゃ、いつからそう思っているのだろう？」と質問すると、大半が「中学に入った頃から」「ものごころついた時からずっとそうだったような」などと言う。どうやら彼らには、夢や希望があふれるコドモ時代というのは、ほとんどなかったかごくわずかしかなかったか、なのだ。

どうして彼らは、そんなに自分を「早じまい」しなければならなかったのか。その理由は複合的だと思う。ただ、そのひとつに「ビッグな成功じゃなければ成功とは言えない」という時代の雰囲気があることも、確かだろう。テレビでは毎日のように、大リーグで活躍する日本人野球選手やパリコレクションに抜擢された日本人モデルのニュースが流される。昔なら「あれは自分とは別世界の人なんだ」と思うこともできたが、今は違う。「さあ、次はあなたの番だ！」とばかりにメディアは夢を追うように、と煽ってくる。またスーパースターたちも、インターネットなどを介して気軽に自分たちの素顔をさらしてくる。「だれもがあと一歩でああなれる」という幻想が、いつのまにか「スーパースターになれなければ失敗なのだ」という強迫観念に姿を変えて、若い人たちにプレッシャーを与える……。

それなら、早々に「ボク？　ボクなんかもう若くないし、何も可能性はないから」とカミング・

アウトしてしまった方が、ずっとラクだ。そういう思いから「早じまい」に走る人が増えても、不思議ではないような気がする。つまり、「早じまい」は幻想と強迫が押し寄せる現代を生き延びるための、一種の〝生活の知恵〟なのだ。

とはいえ、「早じまい」のままあとの長い人生を送るのは、とてもツライことである。ただ、一度「早じまい」してしまえば、二度と店を開けられない、ということもない。「早じまい」でしばらく休み、エネルギーをためてから新しい形で再開店、というケースを私もこれまでたくさん見てきた。必要なのは、「早じまい」を防止することではなく、ひとたび「早じまい」をしてももう一度、「よし、やってやるか」と思い直す勇気。そういうときには、「だいじょうぶ、みんなまだ若いんだから」と身をもって示す私たち――〝いいトシ〟をしてコドモから抜けられないオトナ――の存在も役に立つのではないか。私は、真剣にそう思っている。

泣きじゃくり

新しいこころの病気の概念が生まれるときには、いつも同じような〝空気〟があるような気がする。といっても、私もそれほどたくさんの〝誕生〟に立ち合ったわけではないのだが。

たとえば今では日常的に使われるようにさえなったボーダーライン・パーソナリティ（境界例、境界性人格障害）という概念にしても、10年ほど前まではけっこう「そんなものがあるはずはない」と主張している学者もいたのだ。新人時代の私が指導を仰いでいた年輩の精神科医もそうだった。「相手にべったり依存したり突然、きらいになったり？　そんなの若い人ならだれでもそうでしょ？　あえて独立した疾患概念として取り上げる必要なんかないんじゃないの？」。

しかし、臨床の現場の実感としては、これまでの診断基準だけではどうしても説明がつかない一群の若者たちが〝たしかにいる〟という感じだった。そして、彼らのことをひとまとめにしてことばで説明するためには、どうしても境界例という新しい用語が必要。そんな印象を受けた。よく、「新しい用語が先に作られるから、医原的にそういう診断を受ける人たちが増えてしまうのだ」と批判する人もいるが、少なくとも境界例の場合は現実にこれまでになかった共通の人格特徴を持った若者が一定の数に達し、そこにこのネーミングが与えられたのだ。

「ひきこもり」も同じだと思う。「ひきこもり」という絶妙なネーミングができたから「あの人もこの人もひきこもりだ」と診断が乱発されたのではなくて、そういう若者たちがすでにかなりの数、存在しており、彼らのことをひとことで言い表すために「ひきこもり」という名前ができた。あくまで、現象が先にあって名前はあと。こう考えたほうがいいだろう。

しかし、「ひきこもり」という名称を与えたはよいが、今度は「ではどうして、そういう人たちが全国で同時多発的に現れ、その数を増しているのか？」という新たな問題が浮かび上がってきた。そして、それについてはまだ決定的な説明はなされていない。

長年、大学生の心の相談に取り組んできた精神科医・苗村育郎氏らは、この「ひきこもり」と彼らが「泣きじゃくる若者」と呼んできたケースとの共通点について、興味深い説を述べている。

苗村らの主張はこうだ。近年、相談に訪れる大学生に、これまでの神経症や人格障害の枠の中ではどうしても説明できないケースが増えている。彼らは過敏で気弱で繊細な性格をしており、社会に対して絶望感や恐怖感を抱いて接触を避ける。大学に入っても「この入学は不本意だった」「目的が見つからない」となげき、しばしば、過呼吸症候群、摂食障害、自傷行為などのはっきりした症状が合併していることが多い。

そして苗村氏らが強調するのが、そういった学生は孤立感や不安感に苛まれ、すべての希望を失い、「どうしてよいかわからない」と泣きながら相談室に来ることが多いことなのだ。「自己愛性人格」「回避性人格」「依存性人格」といった一元的なレッテルを貼るだけでは理解も治療もできない彼らに対して、苗村氏らは「泣きじゃくる若者」という名前を与えた。

苗村氏は言う。「彼らにはこれまで精神病理学で考えられてきたさまざまな要素の共存があり得るから、疾患・性格・状況の3つの角度から整理し直し、学習や成長を検討し、長期的な方向を予想して〝おつき合いさせていただく〟ことが大切である」。つまり、治療者が権威や経験を振りかざして「治してやる」「指導してやる」という態度で接するのではなくて、あくまで対等な目線で「いい話し相手になってあげたい」くらいのかまえで向き合うのがいい、というわけだ。もちろんその場合も、相手の変化に一喜一憂したり相手の感情に振り回されたりするのではなく、長いスパン、広い視野でゆったり見守ってあげることも必要なのだが。

ギリギリまで追い詰められ、相談室に文字通り駆け込んで来るこの「泣きじゃくる若者」の増加の原因について、苗村氏らは興味深い仮説を提示する。彼らはたしかに〝大人社会に出ること〟におびえる臆病な若者ではあるが、繊細で純粋な彼らを疎外し追い詰める今の社会にも問題があるとするのだ。

「この世の隠された意味や、宇宙的な神秘、この世の意味と生きがいの保証などを求める資質のある人には、強い衝動が表面化する時期があり、このようなときに様々なことが生じる。（中略）問題は、spiritual な次元の重要さがこの国の社会で十分承認され啓蒙されていないがために、これを求める若者たちが不必要に疎外感を持ち、傷つき自信を失い、孤立して引きこもっていく例があることである。」

泣きじゃくるもろさを持った若者は、実は大人たちが目を背けているこの世の大切なものを見ているのかもしれない。でも、もろさを抱えたままでは生き延びていくことができない。純粋さと強さをどうやって両立させるのか。また、社会はこのまま苗村氏が言う「spiritual な次元」に対応せずに進んでいくのだろうか。そういえば私自身、久しく泣きじゃくっていない。私もすっかり〝純粋さを失った大人社会〟に組み込まれてしまった、ということか。

父の娘

父の娘。聞きなれない名前かもしれないが、最近、心理学や精神分析学の分野で注目を集めている概念である。でも、定義や内容をくわしく説明する前に、具体的な例をあげたほうがわかりやすいかもしれない。

父の娘。それはたとえば、田中真紀子さんや江國香織さん。つまり、これまで男性的といわれてきた社会（政治の世界、文壇）で成功をおさめた父親のもとで優秀な娘として生まれ、その期待にこたえて〝あとを継ぐ〟女性たちのことである。

真紀子大臣や江國さんほどではなくても、父親のあとを継いでがんばっている女性は今では決して特別な存在ではなくなった。たとえば、私の知人の医師もこう話していた。「昔は娘しかいない開業医は、みんな『医者の婿をもらってあと継ぎをさせよう』と言ったものだが、今はそんなことしなくても娘本人が医者になってあとを継ぎたがるらしい」。女性の社会進出の波の中では、これはきわめて自然な流れなのだろう。これまで〝男社会〟と呼ばれた分野でもどんどん女性が活躍するようになったのは、すばらしいことだ。

しかし、精神分析学で「父の娘」が注目されるときには、それが持つちょっと否定的な面にも目が向けられることが多い。

先の開業医の例でもあげたように、多くの「父の娘」たちは、強制されたり命令されたりしたわけではないのに、自ら進んで父のあとを継ごうとする。むしろ息子の場合の方が、「別の仕事がしたいのに」とグズグズしがち、とさえ言える。「いいのよ、お父さん、お母さん。私自身が医者になりたいんだもの。この病院は私に継がせてちょうだい、お願いします」。やさしくそう言ってくれる娘を見て、両親は「天使のようだ」と神さまに感謝するかもしれない。「子どものときは愛らしい笑顔や仕草で私たちを楽しませてくれ、成長してからは男顔負けのがんばりで家業を継いでくれると言う。ああ、息子なんかいなくてよかった……」。

もちろん父親を尊敬し、そのあとを継いで社会の中で自分の実力を発揮したい、という娘の気持ちにウソはない。しかし、両親に大切に育てられた彼女たちの多くは、真面目で思いやりのある人たちだ。また、親の気持ちを汲む繊細さも持ち合わせているため、だれから言われなくともついこう考えてしまう。

「親は私のことをかわいがってくれるけれど、本当はやっぱり、息子がほしかったのではないだろうか？　私は娘として生まれて、彼らをがっかりさせてしまったのではないだろうか……」

実際に、その娘が優秀であればあるほど、親やまわりの大人がついこう口にしてしまうことがある。

「あなたが男の子だったらねぇ。女の子にしておくのはもったいない」

現在はその逆のこと、つまり顔のきれいな息子に対して「男でいるのはもったいない」と言える親もいるのかもしれないが、まだまだ娘に「男だったら」と言う人の方が多いはずだ。その言葉には実際は深い意味がこめられているわけではないのだが、根が真面目な娘たちは自分が男に生まれなかった罪悪感をいっそう強めることになる。

そして、無意識の中で自分でも知らないうちに、こう決意する。「私は、お父さんたちにとってかわいい娘とあと継ぎの息子、両方の役割を果たしてあげることにしよう。それが〝娘に生まれてしまった〟私の使命なのだ」。両性具有的なひとり二役をこなす決意だ。

そして、たとえば田中真紀子さんや江國香織さんのようにその思いが社会的成功に結びつき、さらに自分を理解してくれるパートナーが現れていわゆる〝女の幸せ〟も手にできる人も少なくない。しかし、娘と息子、両方をパーフェクトにこなす能力やチャンスに恵まれていない女性の場合、その悲壮な決意がマイナスに働いてしまうことがある。今の自分に価値を見出せなくなったり、よりどころのない空しさにとりつかれたり、また、自分の女性らしさを開花させることにおびえや恐怖を感じるようになり、恋人ができてもいつも後ろめたさにつきまとわれ、プロポーズされてもなかなか結婚に踏み切れないという人もいる。

中には、息子と娘の両方の役割を果たす重責を抱えきれずに、さらにはっきりした病理を呈する人もいる。「息子か娘か」という葛藤は男女の身体性の違いと直接結びつくことが多いので、拒食症や過食症、書痙（ペンを持とうとすると手が震える）、過呼吸症候群など身体に症状が現れることが多いのがひとつの特徴だ。

しかし、この「私は、男か女か？」という問いは、実は「父の娘」にかぎったことではなく、女性が本質的に抱えているものだということを指摘したのが、精神分析家のジャック・ラカンである。生物学的な次元では、自分が男か女かわからない、という人はほとんどいないはずだが、無意識の次元になるとだれもが実は「本当は私は女なのだろうか？　男なのではないのか？」という問いをつきつけられているというのは、とても興味深い話だ。

これからますます増えると考えられる「父の娘」。健気に父親のあとを継いでがんばっている彼女たちが葛藤に苦しめられることなく、真の意味で幸せになるためにはどうすればよいか。これは21世紀の意外に大きな問題かもしれない。

愛他主義

愛他主義。自分ではなく、だれかが願いや望みを実現することを、最優先する態度のこと。愛他主義の人は、だれかを助けるためにはどんな苦労もいとわず、身を粉にして働く自己犠牲精神の持ち主でもある。

利己主義の反対、のようにも聞こえる美しいことばだが、実はこれは心にそなわった防衛メカニズムのひとつなのだ。防衛とは、簡単に言えば、自分にとってより不快、より不安な事態を避けるために、無意識のうちに別の考え方をしたり感じ方をしたりするという〝心の処世術〟のようなもの。だれに教えられたわけでもないのに、人間はこの防衛メカニズムを身につけ自動的に使っている。代表的な防衛メカニズムには、不快なことを意識から追い出してしまう「抑圧」、自分なりの言い訳を考えて納得する「合理化」、慇懃無礼など心とは反対の態度を取る「反動形成」などがある。

私たちのふだんの行動や発言の多くは、この防衛メカニズムにもとづいている、と私は思う。たとえば、倒産や災害など人生のピンチに立っても、逆に明るく元気いっぱいで前向きな人がときどきいる。「これをむしろチャンスと考えて、これからがんばりますよ」と高笑いするその豪快な態度を、多くの人は「男らしい」「強くて勇ましい」と賞賛するだろう。しかし、これはもしかしたら「躁的防衛」という防衛メカニズムから来ているのかもしれない。つまり、心の奥ではその人は、破滅的なほどのダメージを受けて、むしろ人より強い不安や恐怖を感じている。本当なら泣き崩れてしまいたいくらい。でも、それを自分でも認めたら、心は耐えきれないほどの衝撃を受け、本当にもう二度と立ち直れないかもしれない。そういった致命的なショックを避けるための緊急避難装置として、「躁的防衛」の回路が動き出し、心とは裏腹の強気で明るい態度を取っている……。そんな可能性もあるのだ。

もちろん、その人の言動が「防衛メカニズム」にもとづいたものだからといって、すべてがウソだというつもりはない。本音を隠し自分でも自分の心の中から目をそらしながら、「これでよかったのさ」と自分に言い聞かせ、あるいは時には必要以上に強気の態度で虚勢を張りながら、心のピンチを乗り切っていく。またときには、そうやって行ったことが人や社会のためになることも少なくない。「防衛メカニズム」は、だれもが生まれつき持っているトランプのジョーカーのようなものなのかもしれない。使うタイミングと使い方さえ間違わなければ万能の威力を発揮するけれど、いつもジョーカーで勝ってばかりいても〝真の勝負師〟とは言われず、評判を落とすこともありえる。

そして、この愛他主義も、そんなジョーカーの一枚、というわけだ。では、いったい人間は何から自分を守るために、他人優先の態度を取ってしまうのだろう？　この概念を考え出したアンナ・フロイトは言う（ちなみにアンナはあのフロイトの末娘の児童精神分析学者）。「愛他主義の人は、自分の超自我の働きで禁止されている自己の願望を、他人に投影している。そして、他人がその願望を実現するのを助けることによって、自分の願望が達成されたような満足を覚えるのだ。」

なんとも複雑なメカニズムだ。この考えに従ってひとつ例をあげてみよう。本当はハデにしてみんなから注目を集めたい、と思っている若い女性がいるとする。でも彼女の心の中にある強い超自我――自分で自分を戒めたり律したりする働き――が、「そんなことをするのは、はしたない」と目立つことを自分に禁じる。

そういう彼女にはじめからちょっと目立つタイプの妹がいたとすると、おそらく彼女は言うだろう。「あなたみたいに可愛らしい子は、オーディションに出てスターになるべきだよ。私も応援するからやってみなよ」。そしてそれから献身的に手伝い、本当に妹がデビューしてスターになったりすると、わがことのように喜ぶ。実際に、活躍中のタレントやアーティストには、姉や弟が影のように寄り添い、あらゆる世話をするマネージャー役を引き受けていることも少なくない。

そしてそういう人のほとんどは、スポットライトを浴びるきょうだいとはまったく似ていないほど地味なタイプ。まわりの人は「同じきょうだいでも全然似ていなくて、ちょっと気の毒」と言ったり、中には「どう考えてもあんなに献身的に尽くすのは理解できない。お金のためじゃないの？」と言ったりすることさえあるが、おそらくそれは間違い。その人たちは自分では実現できない、あるいは実現することを許されないと思っている夢や願望のすべてをスターであるきょうだいに託し、その成功で大きな精神的満足を得ているのだ。

ちょっと意地悪な言い方をすると、自分で願望を追い求めて「こんなことして、許されるんだろうか？」と罪悪感に苦しめられるよりは、だれかが自分の願望を実現する手伝いをしていたほうが〝ラク〟だとも言える。

愛他主義そのものは、悪いメカニズムではない。これがあるからこそ、私たちは自分の欲望の実現にかかりきりになることなく、「別のだれかがかなえてくれれば満足」と思って暮らすことができる。でも、これに片寄りすぎて、いつのまにか自分自身の願望や夢を忘れてしまうのも寂しい話。なんでも「私が、私が」と自分中心でなければ気がすまない、というのも困るけれど、「私はいいから、あなたが夢をかなえて」と愛他主義にのめり込まないようにちょっとだけ気をつける必要もあるかもしれない。

命日反応

命日反応。精神医療の分野でもよく出てくる診断名ではないが、インパクトがある名前なので、「それなに？」と多くの人の関心をひくことばだ。メルマガで軽く取り上げたときも、「くわしく教えて」というレスをたくさんいただいた。

命日反応（anniversary reaction）とは、近親者の死への反応のひとつ。

近親者、とくに配偶者の死は、残された者に単純な悲しみ以外のさまざまな深刻な心理的影響を与えることがわかっている。たとえば初期の段階では、大きな衝撃による茫然自失、「あの人が死んだなんてウソだ」という死に対する否認、混乱やパニックなど。

そして、一般的には時間がたつにつれてそれらのダメージは次第に薄れていくと考えられているが、中にはなかなか悲しみや衝撃が癒えない例も。いくつかの調査では、配偶者を失った妻または夫が6ヵ月から1年以内に死亡する確率はそうでない人に比べて50％も高いという報告がある。これには、疲労や生活の変化といった目に見える原因のほかに、免疫機能の低下という生理学的な変化も関係しているらしい。パートナーを失うことで、身体の生命維持機能そのものが低下してしまう。よく「妻のあとを追うように夫も病気に」などという話がある種の霊的な（？）美談のように語られるが、これは医学的な根拠がある話だったのかもしれない。

また、もちろん種々の深刻な精神症状も問題になる。悲嘆や意欲低下などのうつ症状の遷延、不安や恐怖といった神経症症状、中には錯乱といった急性症状が繰り返し出現する例もある。

そして命日反応は、そういった身体的・心理的危機が去ったときに起きるものなのだ。「もう元気になった」と思っていたのに、その死を思い出すような命日や記念日に、突然、激しい悲しみやショックが襲ってくる。これが一般的な症状だ。

ＰＴＳＤ（心的外傷後ストレス障害）では、事件や災害を想起させるわずかなきっかけ（大きな音やその日と同じ天候）などで恐怖がまざまざとよみがえるフラッシュバックと呼ばれる現象がみられることが多い。また、新興宗教などで洗脳が行われた場合でも、フラッシュバックがしばしば問題になる。説得や脱洗脳のプログラムでやっと洗脳が解けたかと思っていても、たとえば教祖の声を聞いたり教団でかかっていた音楽を耳にしたりした瞬間に、スイッチが切り替わったようにいっぺんにまた洗脳状態に逆戻り。命日反応というのも、フラッシュバックと似た側面を持っていると思われる。

こう考えると、人間の脳というのは、ある強烈な状態を体験すると時間がたっても決してそれを忘れるのではなくて、〝中敷き〟を敷いてその上に新たな記憶を積み重ねていくものなのかもしれない。〝中敷き〟の下の記憶は、いつまでもフレッシュなまま。だから、何かがひきがねになって〝中敷き〟がはずれると、すぐにその下にある記憶が鮮明な形でよみがえってしまうのだ。

この命日反応は、とくに日本で多く見られるという報告もある。日本では、だれかが亡くなると祥月命日のほか毎月の命日にも供養を行う習慣もある。また、「死者とも縁がつながっている」といった考えがあり、配偶者を失ったあとにすぐ再婚したり新しいパートナーを見つけたりすることに対しても、抵抗を持つ人が多い。そういう雰囲気の中で悲しみの期間もより長引き、毎月の命日や種々の記念日で強く亡くなった人のことを思い出す機会も多く、この命日反応が起きやすいと考えられる。

亡くなった人が配偶者ではなく子どもだった場合は、さらにこの反応が起きやすくなる。私が以前、診ていた中年女性は、10年前にスキーの事故で中学生の息子を亡くした。周囲は「早く立ち直るのが息子さんへの供養」と励まし、本人もそのことを十分にわかっているので、パートに出たり残った子どもの世話を一生懸命したりして、元気に振る舞っていた。

ところが、毎年、冬になり、「スキー場開き」といったニュースを耳にすると、言いようのない悲しみと脱力感が襲ってきて、涙が止まらなくなる。まわりの人にはそんなだらしない姿を見せられない。夫も「いつまで悲しんでいるんだ。おまえが泣いても息子が帰るわけじゃない」と責められる。彼女は、「春になれば元気が出ることはわかっているのですが、どうしようもないのです」と焦燥した表情で診察室に現れた。

これは命日に起きた反応ではないが、亡くなった季節や「スキー」ということばがきっかけで起きるうつ状態と考えれば、命日反応と言ってもよいだろう。

では、この命日反応が起きたときは、どうやって癒してあげればよいのだろう？　もちろん、うつ症状や錯乱といった深刻な状態のときはきちんとした薬物療法も必要になる。しかし、そこまで行かない場合には、まず本人が「あの人がいなくなってとても悲しい」ということを受け入れ、まわりの人たちも「悲しんでいるその人」を受け入れてあげることだ。

そうやって自分が直面している悲しみを認め、できればそれを十分に表出し、まわりの人に聞いてもらったり同じ体験をした人たち同士で話し合えたりすることができれば、逆に心は愛するその対象から少しずつ離れることもできるといわれている。無理やりに愛情をはがすのではなく、愛情は残したまま、少しずつよい形で現実に目を向けて行く、といった形で。

愛する人を失うことは、どんな時代でもどんな状態でもつらいことであるのは変わりない。そこで命日反応を起こしてしまうのも、「だれかを深く愛せる」という人間ならではの性質なのかもしれない。

その〝愛せる能力〟を失わずに、愛する人のことも忘れずに、また現実の中で生きていく。そのむずかしくて、しかしやりがいのある心の作業を、生きているかぎり、だれもが引き受けなければならないのである。

児童虐待

「児童虐待」ということばがポピュラーになったのは、アメリカでは1960年代はじめ、日本ではそれよりさらに10年以上も後になってからである。

アメリカではケンプという小児科医が、親などからの暴力によって外傷や火傷を負い、入院することになったケースの調査を行い、その子どもたちをめぐる一連の特徴を被殴打児症候群(battered child syndrome)と名づけた。それから親から子への虐待への関心が急速に高まり、虐待は身体的な暴力だけには限らないことが明らかにされた。たとえば、子どもの発達にとって必要な養育を提供しないネグレクト、家庭内で子どもに対して親などの保護的な立場にあるべきものが性的な行為を行う性的虐待、子どもの自尊心などを著しくそこねるような態度や言動を発する心理的虐待も、今では児童虐待（child abuse）と見なされている。

日本でこの問題に関心が寄せられるようになったのはアメリカよりさらに後、と言ったが、これはどういうことなのだろうか？　それまでなかった虐待が70年代、80年代になって日本にも増えてきたということだろうか？

たしかにそういう一面もあると思う。後にあげる〝完璧主義の母親による強迫的な虐待〟などは、従来はなかったものだろう。でも、日本には児童虐待そのものがなかったか、というとそれは違う。むしろ、親が子どもを時として暴力なども使って支配し、自分の意のままに扱う、というのは、日本人にとってはごくあたりまえのことだった。だからこそ、家庭内で行われていた暴力が問題視されることもなかったのである。

たとえば、山岸涼子のマンガ『鬼』(潮出版社)は、天保時代の飢饉で養育することがむずかしくなった子どもたちを、村のおとなが座敷牢に閉じ込め自然死させる、といういわゆる〝口べらし〟を描いた作品である。今でも地方の寺などには、母親が育てられなくなった子どもを〝間引き〟しようとしている絵図も残っている。飢饉といった事情はあったといえ、当時は子どもは親の所有物であり、その命さえ親の意のままになる。そういう価値観が一般的だったのではないか。あるいは命とまではいかなくても、親が娘を花街に売るといった話ならさらにどこにでもあったはず。

また、「子どもは親のもの」の風潮は、考えられているよりずっと最近まで続いてきたともいえる。たとえば、96年の日本アカデミー賞を受賞した『愛を乞うひと』は昭和30年前後を舞台にした作品であったが、主人公が母親に虐待され続け、翻弄されるという物語だった。母親は男好きの感情的な女性で、何かにつけてはおとなしい娘を突き飛ばしたり罵倒したりする。また、娘は母親が相手を変えるたびに新しい男を「お父さん」と呼ばなければならないなど、心理的にもみじめな思いを強いられる。

そしていちばんの問題は、日本では、こういった「親のために命や人生を捧げさせられた子どもたち」の問題は、決して社会の悲劇ではなく、むしろ親孝行、子の鑑、として美徳とみなされてきたことにある。もちろん、社会が豊かになってからは、『鬼』や『愛を乞うひと』にあるような命やアイデンティティの危機にさらされるほどの虐待は激減したと思われるが、「子は親のために生きるべき」という価値観はずっと根強く残ってきた。先日、ある社会学者が語っていた。「つい最近まで日本人は、老後の面倒をみてもらうために子どもを作っていた。でも、いろいろな事情で少子化が進んでからはそうもいかなくなったので、あわてて保険や年金のことを真剣に考えるようになった。」

私は、年老いた親たちの面倒をみるためにこの世に生まれた——。それもまた、今の基準でいえば心理的な虐待といえるのではないだろうか。また、そういう子どもたちがおとなになったときに、自分の子どもをうまく愛することができず、ついにはまた手をあげてしまう、いわゆる虐待の世代間伝達の問題が生じるのもうなずける。

しかし、昨今になって、こういった従来の価値観にはまったく基づかない児童虐待が目立つようになってきた。それは、冒頭でも少し触れたような完璧主義で理想の高い女性たちによる虐待、である。「親のように生きれば幸せになれる」というのがウソであることに気づいてしまった彼女たちは、幼い頃から「自分の道は自分でさがしなさい」「女だということにとらわれず、勉強したり仕事についたりしなさい」と自己実現の重要さを繰り返し吹き込まれておとなになる。その果てに自らの女性性をなかなか認めることができず、なかなか結婚や出産に踏み出せない女性が増えているというのも大きな問題なのであるが、なんとか結婚、出産できた女性たちにとっても事態は同じだ。

もちろん無条件に自分に依存してくるわが子はかわいい。しかし、子どもが自分に甘え、頼ってくればくるほど、彼女たちの心に別の考えが芽生える。「私はこうして子育てにだけかかりきりになってよいのだろうか?」。子どもを持つというのも自己実現のひとつにほかならなかったはずなのに、彼女たちは「これでいいのか?」という疑問から自由になれない。夫やまわりの人は「何言ってるの、バカなこと言わずにちゃんと子育てに励みなさい」と言うばかり。そういう中で追い詰められた彼女たちが、自分でも気づかぬうちに子どもの存在を否定し、体罰やののしりに走ってしまう。そして、「私は子どもも満足に育てられないのか」とさらに自己評価を下げ、イライラや落ち込みからまた虐待に走る。これが新しい虐待のパターンである。

児童虐待によって傷つくのは、被害者である子どもばかりではない。加害者である親もまた、愛するわが子に手を上げることにより傷を受ける。この悪循環や虐待の世代間伝達の鎖を切るためには、夫、近所の人、友人、カウンセラーなど、とにかく中立的な立場で話をきいてあげられる人が手をさしのべること。しかし、「家庭のことは家庭の中で解決すべき」という考えもまだ根強く、解決の道のりは遠い。

ドメスティック・バイオレンス

家庭は、暴力の巣。

この問題に人々が注目するようになったのは、そう昔のことではない。とくに、愛し合っているはずのカップル間にも暴力——主に夫から妻へ、など男性から女性への——が生じる、ということは、多くの人はうすうす気づきつつも、なかなか目を向けようとしなかった。

ドメスティック・バイオレンス。それがカップルの中で発生する暴力の名称だ。翻訳すると「家庭内暴力」となり、子どもから親への暴力との見分けがつかなくなるので、原語のままこう呼ばれたり、頭文字を取ってＤＶと言われたりする。

これは、夫婦(別居、離婚後の状態の男女も含む)、婚約者、恋人、パートナーといった親密な関係の中で生じる男性から女性への暴力のことを指す。しかし、ここで言われる暴力とは、「殴る、蹴る」といった単純な暴力だけを指すのではない。では、ドメスティック・バイオレンスにはどんな種類があるのだろうか？　代表的なものをあげてみよう。

（1）身体的暴力

いわゆる〝暴力〟。多くの場合は、半端なものではない暴力で、骨折や意識喪失、火傷などを伴う場合も少なくない。また、ただの爆発的な暴力ではなく、倒錯的な暴力行為が執拗に反復される場合もある。かつて私は、熱したフォークを全身に押しつけられて無数の火傷ができている女性のケースを診たことがある。

（2）ことばの暴力

相手の自尊心を傷つけ、無力状態に落ち込ませるようなことば。「生きている価値がない」「最低の人間」「だれのおかげで生活できると思っているのだ」など。最初は言い返している女性も、何時間にもわたって一方的なののしりを聞いているうちに、一種の感覚遮断状況に陥り、ついには相手の言うことをそのまま受け入れるようになってしまう。

（3）性的暴力

カップル間であろうとも、望まないセックスの強要は暴力と考えられる。また避妊の非協力、中絶の強要、浮気の現場を平気で見せつける、といった形での性的暴力もある。

（4）社会的暴力

これはいわゆる「がんじがらめの束縛」やカップル間のストーカー行為のことを指す。外出や電話を禁じたり、細かくチェックしたりといったことである。

（5）物の破壊

家庭内の器物を破壊するだけではなく、とくに女性が大事にしている物や洋服を選んで捨てたり、壊したりする例も多い。

（6）経済的暴力

生活費を極端に少額しかわたさない、社会人として外に出たり働いたりすることを禁じ、男性の従属物のように扱う。

（7）ネグレクト

これは相手に実際に何かをするのではなく、逆に「何もしない」という形の暴力である。たとえば、介護や援助が必要な状況の女性にまったく手をさしのべず、家庭に放置したりどこかに遺棄したり、といったことである。

これらが、主なドメスティック・バイオレンスの例として考えられている。これをざっと見てもわかるように、ほとんどの場合で、暴力とはいってもそれは単純な痛みや破壊にとどまるものではなく、必ず女性に精神的・心理的な打撃を与えるという特徴を持っている。

では、いったいなぜ、愛の温床であるはずの家庭や恋人同士の関係で、このような悲惨な暴力が生まれるのだろうか？　最近、このドメスティック・バイオレンスの夫を持つ妻とアルコール依存症の夫を持つ妻との間に、ある共通の心性があることが多くの人により指摘されている。アルコール依存症の夫がいることで苦しむ女性の多くは、「もうこんな人とは別れたい」などとしばしば口にするが、実際にはなかなか実行に移さないことも多い。そして、口では「もういやだ」などと不満を言うのとは裏腹に、酒におぼれ、時には暴力までふるう夫の世話をかいがいしく焼き、夫のかわりに働いて生計を立て、中にはその飲酒代まで渡しているような例もある。

そういう女性は、しばしばそっとつぶやく。「この人は私がいないとダメなのよねぇ」。つまり、横暴な夫に支配されているかのように見えて、実は妻は心の中では夫が自分の存在なしでは生きられないことを知っており、そうやって頼られること、必要とされることで、自分の存在意義を確認しているのだ。つまり、はたから見ているとどうしようもない夫であればあるほど、妻にとっては自分の必要性を実感させてくれるなくてはならない人になっていく。

夫は権力や暴力などで妻を支配しているようでいて実は強く彼女に依存しており、妻もまたそうやって自分に依存してくる夫に依存している。この屈折した関係を、臨床心理学では「共依存

(co-dependency)」と呼んでいる。

そして、ドメスティック・バイオレンスのケースでも、時としてこの共依存状態が発生していることがある、と言われている。ある精神科医は語る。「暴力男は自分の存在なしでは生きられないという事実を確認することは、自己評価の低い共依存的な女性にとっては、自らの心身の安全よりも貴重なことのようである。」

もちろんここで、「だから男にそうさせている女性にも非があるのだ」と言うつもりは毛頭ない。ただ、日本の文化自体がこの互いに自立していない共依存的な関係を容認したり、ときには賞賛したりしてきたことは、認めなければならないだろう。

男と女の対等の関係。こう言われて久しいけれど、実際には私たちはまだ最初の一歩にも立っていないのかもしれない。

「香山ココロ週報」の日記から　2001年3月〜6月

3月2日（金）

卒業展覧会の隣りで行われる「大学と企業の就職懇談会」に出席。私は大学で就職委員という仕事をしているのだ。イバって言うほどのこともないのだが、こういう会で企業の人事担当者たちに「来年はウチの大学からもご採用の方をひとつ、よろしく……」なんて頭を下げながらあいさつするのは、テレビドラマのシーンのようであまりにリアリティがない。

だからこそ妙にそれっぽく振る舞える。自分でも何を模倣しているのかもわからないのだが、「思いっきり腰が低く野卑な営業マン」になりきった気分で薄っぺらい笑いを浮かべながら饒舌に話してしまったりして。そんなことまでする必要はないのに。強烈な「役割自己」が与えられると、かえってもとからあるちっぽけなオリジナルな自己を丸ごとあけわたすことができて、都合よいのだろう。とはいえ、「じゃ、ずっと愛想のよすぎる営業マン人格でいればいいじゃないか」と言われても、それはきっとムリ。いったい何日くらいでペルソナに耐えられなくなるものか。「一生ペルソナのまま」という人もいそうだが。

3月5日（月）

ヴェンダースの新作『ミリオン・ダラー・ホテル』の試写会で特殊翻訳家にして映画評論家の柳下毅一郎さんに会い、ビヤホール「ライオン」へ。

……というとなんだか華やかな感じがするだろうが（え、「ライオン」じゃダメ？）、実は柳下さんは私の高校時代からの親友の元同僚。それでなんとなく「あ、どーも」とあいさつするようになったという、うれしくなるくらいありがちな関係なのだ。

柳下さんは、今ほど作家の個人ホームページが一般的じゃなかった頃から、充実したサイトを開き続けていることでも有名（http://www.Itokyo.com/yanashita）。いまだにネットとのつきあい方が今いちわからず、自分のホームページの掲示板もちゃんと運営できないでいる私は、「ネットの心得」についていろいろ教えを乞うた。

まだ開いてもいない掲示板のトラブルを予想してはビビるふぬけな私に柳下さんはご自分の経験などを語ってくださったのだが、昨年来、ある若手映画監督と〝論争〟が繰り広げられていたことを私は全然知らなかった。記録は保存されているので触れてもいい話だとは思うが、一応、決着はついたようなので、ここであえて具体的なことまで説明するのはやめておこう。知りたい方は、柳下さんの日記などからたどってみてください。

ただ、概略にだけ触れておくと、その映画監督が映画関連のサイトで連載していた自分の日記で、突然、柳下さんのことを罵倒。帰宅して柳下さんの日記のその部分からリンクが張られている当該部分を見てみたら、それはまさに批判とかいうんじゃなくて〝罵倒〟と言うしかないシロモノであった。「とことん下品」「てめえ」「タコ」なんて言ってんだもの。ちなみに、柳下さんとその監督はそれまでまったく面識はなかったんだそう。で、それ以降の柳下さんの日記や彼のファンが集う掲示板では、この問題が頻繁に取り上げられることになった。その経緯をリアルタイムで追っていたわけではないのにこんなことを言える立場にはないが、映画評論を仕事にしている柳下さんとしては、名のある映画監督からの罵倒を無視して終わることができないのも当然と言えるだろう。

で、当の監督の日記の方はどう対応しているのかとのぞいてみると、なんとそっちは2月いっぱいで終了していた。

最後のあいさつで監督は、他者について「批判、揶揄、誹謗、中傷の類を書いてきた」ことで、自分もまた「批判、揶揄、誹謗、中傷されることも辞さない構え」でいたと語っている。ただ、どうやらそれによって「自分以外の周囲の人々もまたそうした誹謗中傷の危険に晒される」という状況が発生したらしく、それが打ち切りの直接の原因になったようだ。だれによるどのような危険だったのか、など具体的なことはまったくわからないのだが。

なんだか気が重くなった。まず、何のためにあえて他人を誹謗中傷して自分もそうされる、なんてことをしなければならないのか。何かの修行なのだろうか。社会心理学の用語では、ののしりや侮辱など相手に対する敵意的言語のことを「フレーミング」と呼ぶようだ。ネットで「フレーミング」が発生しやすい原因としては、「視覚的匿名性による社会的手がかりの欠如」という説が有力らしい。

つまり、ネットでは相手の見た目、動作、声のトーンや表情といった情報が得られないため、相手の存在をあまり意識しなくなり、自分の行動に対する相手からの評価も気にならなくなる。そうなると、自分の行動に対する責任が低下し、自分の発言内容に対する抑制力も弱まり、「フレーミング」が発生するのだという

（『インターネットの心理学』坂元章編、学文社）。

攻撃的なメールを送ってきた相手に会ってみると意外なくらい腰の低い人で、「いやー、悪気はなかったんですよ」などと言われて拍子抜け、などという経験はだれにでもあると思う。おそらくそういう人は、日常では「社会的手がかり」にひと一倍敏感なために、いったんそれが希薄になるネットの世界に入ると、とたんに抑制が取れちゃって「フレーミング」の嵐になるのだろう。

憶測でこんなこと言ってはいけないのだが、その監督もふだんは「社会的手がかり」に気を使うからこそ、まわりの人が迷惑そうだったり不安がったりするととたんに「申し訳ない」という気持ちになるのではないか。ちょっと考えれば、日記では平気でさまざまな人のことを罵倒できるくらい強い人なんだから、まわりの人が多少、ビビろうが辟易しようがおかまいなしでいられるはずじゃないか、と思うけれど、実際はその反対なわけだ。

じゃ、逆の人はいるのだろうか？　ふだんは相手がムッとしようが困り顔をしようがまったく関係なく、上司でも先輩でも関係なく振る舞えるのに、ネットになるととたんに相手に気を使う人。メールのちょっとした言葉に、「怒った？　怒ったの？　ゴメン、許して」なんて過剰に反応する人。つまり、対面型の関係では「社会的手がかり」に鈍感なのに、視覚的手がかりがなくなるとかえってそれに敏感になる人。かなり屈折しているけれど、これもけっこういそうな気がする。

それにしても、日本映画の期待の星と言われている映画監督が、視覚的匿名性の高い空間になるとたんに「フレーミング」連発のやんちゃぶりを発揮しなくても……。まあ、というより、「社会的手がかり」のない空間は彼には合っていなかった、ということでしょうね。その意味では、自らネット日記を打ち切ったのは賢かったかも。

あと、この件がきっかけでまったく別のことを思い出し、それも私の気が重くなる原因になった。おそらく、この問題では「まわりの人への危険」というのはあまり深刻ではなかったと思われるが、実際には自分だけの責任なのに周囲に危険が及ぶことってないわけじゃない。

その昔、警視総監宅に爆弾が送りつけられ、総監の妻が犠牲になるという事件があった。あとときどき、弁護士の家族や医者の家族がクライアントの恨みの対象となり、被害を受けることがある。

まだ数年前のことなので詳しく書くのは避けたいが、私の大学の同級生で同じく精神科医になった女性が、同じ職業である父親のクライアントの憎悪の対象となり、瀕死の重傷を負うという事件が起きた。そのあと、父上の手記が医大の機関紙に載っていた。患者さんの権利を何より優先して守らなければならない医師の立場と、娘の命の危険を招いたという苦悩にもがく父親の立場とに引き裂かれているのがよくわかり、とてもつらいものがあった。ただ、不幸中の幸いというか、娘も精神科医だったので自分が巻き込まれた理不尽な事態について、きちんと理性で受けとめることができたのだと思う。彼女はその後、気丈にも復職し、力強く実りある人生を歩んでいる。

それでもまだ、都会なら医者であろうと弁護士であろうと雑踏にまぎれ〝匿名〟の自分になりやすいからよいが、地方だとそれもできない。私がかつて勤務していた北海道のある町の公立病院では、院長でもあった精神科医は丘の上にある病院と下を走る国道とのちょうど間にポツンと建てられた院長公宅に住んでいた。患者さんも職員もだれもが「あそこが院長先生の家」と知っている。

いつも朗らかな医師だったのでこちらもあまり気にしていなかったのだが、そういえばときどき、自分の留守に患者さんが家の方を訪ねてきて家族が対応に苦慮するといった話をしていた。もちろん、中には自分が受けた医療に不満がある人もいる。また、とくに院長という病院の象徴的な存在は妄想の対象となりやすく、そういう症状を持つ人はしばしば「院長がすべて悪いから自分はこうなった」とやや被害者的な考えを抱きがちだった。

院長にしてみれば、自分はそれが職業だから、たとえ敵意や憎悪の対象となったとしても仕方ないと思っている面もあるだろうが、家族までそれに巻き込まれるのは本意ではなかったと思う。ただ、当時は（といってもせいぜい7、8年前のことなのだが）まだ、「院長の妻や娘たるもの覚悟を決めなければなりません」みたいな雰囲気がどことなく残っていたような気がする。

かく言う私ですら、笑い話ですまされるレベルではあったが、私への不信が私の家族に向かう、というケースを何度か経験したこともある。同じ名字の家が市内に10軒くらいだと、すぐに居場所もバレてしまうし。

で、何を言いたかったのかというと、それが病が原因になっているにせよ、どうして人間の敵意はその本人ではなくて家族や周囲の人に向きがちなのか、ということだ。そうやって考えてみると、「まわりの人に迷惑がかかり始めたので」という説明で閉じられる個人の日記サイトは少なくない。その中には、先ほど説明したように「対面型になると相手の社会的手がかりにことさらに気を使う」タイプも含まれているのかもしれないが、本当に家族や職場がイヤがらせを受けている人も多いようだ。

それをしている人が（理由はともあれ）不快な目に合わせたいと思っているのは、あくまで日記を書いている本人であるはずなのに、あえて攻撃の矛先をまわりの人に向けるのはどうしてか。もちろん、それがイヤがらせとして最高に効果的であることを知っているからだろうけれど。

……と、次々にネガティブな連想が働き、久々に重苦しい気持ちになったのだった。

3月10日（土）

昨日、仕事のあと最終の新幹線で大阪に来て、朝『ウェークアップ！』に出る。昨日、気づいたので、というかもう「どうしようかな〜」と考える余裕もなく、来るときの新幹線ではわき目もふらず仕事しなければならない羽目に。

で、帰りはさらに緊迫した事態になることが予想されたので、新大阪駅に向かうタクシーの中で、運転手さんに「すみません！　ごはん食べていいですか」と局からかすめてきたおにぎりセットをむさぼり食う。

そうしたら……なんと信号待ちのときに運転手さんがトランクからマイ水筒を出してきて、「そんなにあわてて食べたらのどがつまるでしょう。お茶でも飲んで」と差し出してくださったのだ。いや、ありがたいやら恥ずかしいやら……。「私の生活、何かが間違ってる」と強く感じた次第。

3月14日（水）

みなさんは、20年間で3冊（！）だけ発刊された幻のデザイン雑誌『パピエ・コレ』を知っているだろうか。その編集長である長澤均さんが昨年、『パスト・フューチャラマ』（フィルムアート社）というため息が出るほどカッコいい本を出した。

これは、過去（20世紀初頭から80年代まで）にあった未来志向の建築、デザイン、芸術、ファッションなどを網羅的に取り上げ、そこに「20世紀の様式と美学」を見ようとした労作。摩天楼が立ち並び始めたニューヨークやパソコン黎明期のいかつい8ビットマシンなどは、まさしく「昔見たSF映画」そのもの。つまり、それらはすでに遠い過去であり遺物であるにもかかわらず、永遠に私たちのイメージの中の未来そのものでもあるわけだ。

でも、実際にはそんな未来は来なかった。空中タクシーもないし錠剤ひとつぶですべてのエネルギーと栄養が取れる食品もまだできていない。私たちが20世紀をかけて思い描いていた未来には、永遠に手が届かないのだ……。

というのが、この本が言おうとしていることなのだと思う（ただ、長澤さんがコレクションした膨大な図版から立ち上る斬新にしてなつかしい空気はこんな書き方じゃ伝わらないでしょうから、興味がわいた方はぜひ実物をご覧ください）。で、この気分は私は文句なくわかる気がする（実は自分でも何年か前に、同じようなことを言おうとして『テクノスタルジア』という本を出してみたりしたこともあるくらいだ。あまりうまく表現できなかったけど）。

その一方で、モニターの中で静かにしかしダイナミックに文献集めたり人と知り合ったりしている自分をふと客観的に見てみると、「やっぱりこれって未来的なんじゃない？」という気もしてくる。

さて、イメージの中の「未来」は永遠に手に入らないのでしょうか。それとも、それはすでに実現され、ただの「現在」になっているのでしょうか。

3月15日（木）

ノンフィクション作家の井田真木子さんが亡くなった。44歳。

10代、20代の人から見ると「ものすごく年上」なんだろうけれど、私には同世代。ちょっとおつき合いもあったので、「ひとり暮らしの自宅で倒れていたところを知人が発見」という報道にたまらない気持ちになった。エイズや中国残留孤児に関するハードなルポルタージュで知られる井田さんだが、しりあがり寿さんがイラストを描いた『いつまでもとれない免許』（集英社）という抱腹絶倒のエッセイもある。

実は私も「これまでの人生でいちばんつらかったことは？」ときかれたら、迷わず「自動車教習所に行ったこと」と答えるほど免許取得で苦労した人間である。そう答えると人はきっと「教習所が最大の苦労だなんて、幸せだねぇ」と言うだろうが、そうではない。もちろんほかにもつらかったこと、悲しかったことなどたくさんあった。でも、その中でも教習所体験（収容所体験みたいですが）はかけ値なしに大変だったのだ。

私の苦労話なんてどうでもいいと思うかもしれませんが、ちょっとだけ。どんなにどんなに練習しても同じミスばかり繰り返してまったく先の段階に進めない私に対して、やさしかった教官はシビレを切らして言った（当時は「キレる」という言葉がなかったのだ！）。

「あんたいったい、何やってる人なの？　学生？　何を勉強してんの？」。仕方なく私は正直に答えた。すると教官は、「……医学部。あのね、あんたみたいに判断力も記憶力もない人は、医者なんかにならない方がいいんじゃない？　危なくてかかれないよ」。ガーン。でもその通りかもしれない。この教官のひとことも、後に私が外科医や産婦人科医といった緊急事態が頻発する科ではなくて忍耐力とある種の鈍感さ（どんな話を聞いても過剰に反応しすぎない）が要求される精神科を選んだことと大きく関係していると思う。とにかく、それくらい教習所は私にとって〝決定的〟なところだったのだ。

……でも。井田さんもそれに負けないくらい苦労している。たとえば路上教習ではこんな具合。

「今、どこ走ってる」「は、ええと道路」「そんなこた、わかってる。どの車線走っとんのか」「あ」

何も考えずに追い越し車線を低速で走り続ける井田さん。またあるときは教習所の近くにある「飛田給（とびたきゅう）」という交差点を〝とんだはまぐり〟を左折ですね！」と読んで、教官をギョッとさせる。取材も文章もそれこそ一分の隙もないような人なのに、こんなマヌケな一面があったなんて……。

きっと「この本がいちばん好きです」なんて言ったら井田さんはあまりうれしくないかもしれないけれど、私にとっては井田さんの著作の中だけではなく、この世に数限りなくある本の中でもかなり好きな一冊なのだ。

今回、訃報に接してもう一度、笑うために書かれたこの本を手にしてみた。あとがきの最後の最後は、教習所の喫茶店で実技試験を待つ井田さんとお店の女主人との会話。井田さんはこの試験が終わったらすぐに取材でブラジルに行くことになっている。最初は「あたしも行きたいな」と言っているお店の人は、「治安が悪い」ときくとすぐに「あ、じゃ行くのやめとこ」と撤回。その次から最後までを引用しよう。

「帰ってきたら話聞かせてね」

生きてたら。

そんな呟きを聞いて店の女主人が言った。

「なに言ってるの。生きてこそ人生だよ」

はい。

私はしみじみその言葉を噛み締めた。

……生きてこそ人生。でも、『プロレス少女伝説』に始まって、『小蓮の恋人』『同性愛者たち』『十四歳』などなどの力作は、井田さんが生きていなくなったって残るはずだ。そうじゃないと悲しすぎる。

3月20日（火）

私は自分のやっていることにあまり自信がないので、ここでも今後のことはあまり告知しないようにしている。で、後になって「○○で講演をした」「△△というテレビに出た」などと書くので、ときどき読者の方から「そういう予定はあらかじめ教えてください」とメールをいただく。でも、「香山リカ業」をこんなに長く（医者よりずっと長いキャリア）やっているにもかかわらず、まだテレくさいのが先に立ってしまうのです。プロの態度じゃありませんね。


という言い訳はさておき、いいトシして「講演やテレビはなるべく見ないでください」なんていうのはあまりに無責任なので、ここで思い切って告知などをしてみたいと思う。

4月からテレビ東京系列の『ニュース・アイ』という番組に週1日、出ることになりました。具体的には火曜の午後5時から1時間。平日の午後なんてまともな社会人はとてもあけられる時間じゃないんだけど、いろいろやりくりして受けてしまった。

どうしてかと言うと、やっぱり久和ひとみさんがやっていた番組だからというのが大きいと思う。久和さんとはとくに面識があったわけでもないのだが、年齢がまったく同じ、格闘技マニア（彼女は相撲だけど）、実家が犬を飼っている（あまり関係ないかな）など、なんとなく親しみを感じていた（一方的にだけど）。

しかも、亡くなった後に週刊誌に「元夫の独占告白！彼女とは親友になれると思っていたのに」みたいな記事が載っていて、興味本意でつい読んでしまったところ、それがなんとも哀しいものだったのだ。彼はその「哀しさ」を理解していないようなのだが。

記事によると、離婚後、元夫の男性は久和さんとあまり連絡を取り合っていなかったのだが、昨年のクリスマスに何年ぶりかで携帯に電話してみた。すると「手術をして子宮を全摘した」と言われ驚いたが、「もうすっかり元気」とのことだったのでそうだとばかり思った。彼の方は再婚して、すでに子どももふたりいる。はじめてその事実を告げて「ジイサンになる前に子どもつくったんだよ」と言ったら、明るく笑ってくれた。それを聞いて「これからはお互い何でも話せる友だちになれるな」と思った。

「運命の皮肉」と言ってしまえばそれまでだけど、自分が手術を受けた直後に元夫から久々の電話が来たのに、それは子どもがいるという報告だった……なんて、あまりな話ではないだろうか。またそこで「今の私に子どもの話するなんて無神経じゃないの!?」と言ったりせずに、明るく笑うというところが余計に痛々しい。もちろんこれは私の勝手な感想で、本当に彼女はなんのこだわりもなかったのかもしれないけど。まあ、でも私だったらいくら彼に未練はなくてもヘコむだろうな。

その記事を読んでしまってから、私は久和さんに対してちょっと特別な思いを持っていた。そこにテレビ東京の人から連絡をもらい、「4月には久和さんが復帰すると信じて準備してきたのに、突然こんなことになってしまってスタッフも途方に暮れている。日がわり解説者を立ててなんとか続けていきたいので、お願いできないだろうか」と言われたのだ。

私はテレビそのものやその影響力にはとても興味があるからテレビの仕事もたまにはしてみるけれど、一方では「精神科医がテレビにばかり出てどーする?」とも思っている。だから週1のレギュラーなんてこれまではぜったいに受けなかったのだが、今回ばかりはそうはいかなかった。そして、以前、〝出会いそこねという真実の運命〟、テュケーの話をしたけれど、生前は何の接点もなかった久和さんとの関係って、まさにテュケーなのではないかなぁなんて思って、ついに「よし! 私でよかったらやりましょう!」と受けてしまった。

きっと始まってしばらくしたら、「やめとけばよかった」と思うに違いない。テレビになんか出て百万人に向けていいかげんなコメントをしゃべるより、ひとりかふたりの人のカウンセリングや診療を実際に行う方がよほど意味があるはずだ。……なんていうのもカッコいい言い訳にしかすぎなくて、その前に「原稿ちゃんと書けよ」「大学の講義の準備ちゃんとしろよ」と思ってる人もいるはずだ。

でもまあ、やることにしてしまった。しかも、ここで告知までしてしまった。この仕事に関しては、批判もちゃんと受けとめようと思っている（あ、いつもは批判されても「知らんもん」としらばっくれていることがバレてしまった）。もし機会があったら火曜17時からの『ニュース・アイ』を見て、あれこれ感想を教えてください。

3月21日（水）

午前中、ノンフィクション作家の井田真木子さんの葬儀へ。祭壇の横には、井田さんがこれまで世に出した本が並んでいた。喪主である父上はあいさつで「作家にとっては本がすべてだと聞いております。みなさんもよかったら、娘の本をまた手に取ってやってください」と述べられた。

私にとっては〝なにがすべて〟だろう？　自分の葬儀のときに祭壇の横に、なにを並べてもらいたいだろう？　子どもがいる人は、「これが私の生きた証しよ」と言えるんだろうか。でも、子どもはあくまで独立した人格であって、「子どもが作品」とは言えない気もするし。

ちゃんとした医者であれば、「私がこれまで治して健康を取り戻した患者さんが作品だ」ということになるのだろうか。それにしても、少なくとも私の場合、治したというよりは患者さんの自己治癒力の後おしをした、という印象しかないし……。でもよく考えたら、「祭壇の横に並べられるもの」なんて、そんなものがある人の方がめずらしいのかもしれない。

カウンセリングをしていてよく、「私なんか何の特徴もない平凡な人間です」と言われたが、どんな人でもその人が歩んできた人生の軌跡はだれとも違う個性的なものだった。「本当に無個性で意味のない人生だなぁ」と思ったことは一度もない。おそらく一度でも診察室で会った人なら、顔を見ながら自分で記載したカルテを見返せば、「ああ、あの人。よく覚えてますよ！」と思い出すことができると思う。それは私の記憶力がすぐれているからではなくて、それくらいどの人生も何か特徴があったからということ。

そう考えれば、祭壇の横に並べるものじゃなくて、祭壇で眠る自分こそ自分が生きた証しなのだ。とはいえ、旺盛な作家活動の道半ばで倒れてしまった井田さんは幸せだったんだろうか、いつも取材と執筆に追われているようだったけど心安らげる日はあったんだろうか、などさまざまな思いが胸をかすめて苦しかった。

3月25日（日）

朝、『ザ・サンデー』に出演。また医療ミス事件がありコメントを求められるが、わずか数秒では何を言ってよいのかわからず、口ごもってしまった。

医療ミス事件の多くは、とても単純な失敗が原因になっている。患者さんの取り違え、コンピュータの入力ミス、処方箋に記載する単位を間違った、などなど。そのたびに「なぜ、だれも気づかなかったのか」と言われる。

このメルマガで医療の問題を取り上げると、必ずお読みになったいろいろな病院、診療科の医師から「事実誤認だ」「自分の主観を医療全体の問題のように書くのはおかしい」といったご指摘メールをいただく。同業者から「よく言ってくれた、同感だ」といったメールをいただくことはほとんどないことを考えると、私の発言がいかに信憑性がないかがよくわかる（また開き直りか？）。

そういうわけで、これは私のまったく個人的な〝感想〟にしかすぎないのだが、「単純ミスになぜだれも気づかない？」という問題は、医師という仕事そのものの性質ともちょっと関係しているのではないだろうか。他者によるチェック、管理、指導が最も必要な仕事でありながら、基本的には「個人の見解や方針」が最も尊重される仕事でもある、と言おうか。医師は常に、「チーム」と「個人」との間に引き裂かれている、スプリッティング状態にあるように思うのだ。

しつこいけれどこれもまったく私の私的な意見でしかないのだが、その〝引き裂かれ〟がもっともわかりやすい形で現われているのが精神科医なのではないだろうか。今は精神科医の卒後教育もずいぶんシステム化されてきたが、私が研修医になった時代はそれぞれの大学や病院の方針にまかせられているところがあった。その後、いろいろな病院で同僚の話をきくと、私が入った北海道大学の精神医学教室というのはハードだけれどきちんとした新人教育をするところだったようだ。

診療が始まる前、8時ころから毎朝、英語やドイツ語のテキストの講読会があり、日中は外来、病棟での実践。そこでは、実際に患者さんを先輩医師といっしょに受け持ちながら、診察の仕方、検査の進め方、カルテ記載の仕方、薬の使い方などなど、徹底的にチェックされては厳しい指導を受ける。チェックされたことをうまくこなせなければ、「はい、明日までに書き直し」「週明けまでにちゃんとまとめておいてね」と〝命令〟

されて当然のように夜中や日曜に泣きながら作業することになる。そして、夕方からはまた脳波や薬理の勉強会、医局全体の臨床検討会や研究発表会なども多く、毎日「いや〜、私って修行中の身なんだなー」とつくづく実感させられた。

こう言うと、「なんだ、医者の世界というのはしっかりした徒弟制度が生きてるじゃん」と思うかもしれないが、それも約1年のこと（これはあくまで私が北大にいた当時のお話）。大学での研修の日々が半年をすぎたあたりで、「じゃ、今度の患者さんはキミが中心になってやっていいから」と〝師匠〟に言われる日が来る。〝ひとりだち〟だ。すると、これまであれほどいちいち私のやり方にケチをつけていた（としかその頃の自分には思えなかった）師匠が、一転して寛大な同僚になるのだ。

カルテを見せたり治療計画を話したりしても、「あ、いいんじゃないんですか」と言葉まで丁寧になって、フリーパス。行き詰まって相談しても、「うーん、ボクならこういう方法も試してみるかもしれないけど。でも先生、自分が思うようにやってみていいんじゃないですか」とキビシイ師匠としてではなくて同等の立場の医師としてアドバイスしてくれるようになる。なんというか、これまで弟子というかもっとはっきり言うと奴隷みたいな身分であったのに、突然、尊厳が認められて〝人間〟に昇格したような気分だった。

同期の新人たちもみな同じようなプロセスを経て〝人間〟になり、年が明けたころはだれもが解放感と喜びでちょっとした脱抑制状態（タガがはずれて絶好調すぎる状態のこと）に陥っていたのを覚えている。急に「私も一人前だ！　コワイ師匠も教授もみな同じ人間じゃないか！　彼らも私をついに認めざるをえなくなったのだ！」と勝利の喜びにも似たユカイな気持ちになるわけだ。

しかし、本当はそこで愉快で陽気な気分になるのも間違ったことだったのだ。あとになってよく考えれば、精神科医の仕事というのはほかの科に比べて〝個人の裁量〟にまかせられている部分がもっとも多い。だれもが「自分の屋台を引っ張りながら仕事をしている」状態。

だから、新人が金魚のフンのようについてきて、彼らが見よう見真似で行うとんでもない診察や治療計画に対して、手取り足取り指導するなどというのは、実は精神科医にとってはもっともなじみの薄い苦手なことなのである。それでも大学病院は教育機関でもあるから、仕方なく決められた期間は師匠業務を引き受ける。で、「まあ、これくらいになればあとはひとりででき るだろう」というポイントまで引っ張ったら、一刻も早く師匠と弟子なんていうべったりした人間関係を解消したい。突然、訪れた〝解放の春〟の真の意味はこんなところだったのだろう。

なんだか「研修医オモシロ話」みたいになってしまった。そういう話をしたかったのではなくて、つまり、医療にはそれくらい極端な「チーム」の要素と「個人」の要素が内在している、というような話にたどり着きたかったのだが。

そのふたつの要素がうまく融合するのはなかなかむずかしいことに気づかされたのは、それからもっと後のことだ。私はどこの病院に行っても女だし（あたりまえだが）〝ラフ〟なやつなので、同僚の男の医師が「実はさ」なんて胸のうちをポロリと語ってくれることがよくあった。こんなやつの前では、緊張したりかまえたりする必要はないや、という感じになるのだろう。今、考えればそういうときにもっと「へぇー、それで？先生もたいへんねぇ」などと〝赤ちょうちん感覚〟で彼らの話を聞いてあげればよかった。私もそれなりに若かった時代は、「どうして私があんたのグチきかなければならんのよ!?」と拒絶的だった気がする。

なんてまた「オモシロ話」になってしまいそうだが、ここで言いたいのは、そうやって同僚たちが話してくれる本音の中には、ほかの先生の治療のやり方への疑問もけっこう含まれていたということだ。「このあいだ、肺炎を合併したMさんだけど、担当のN先生はすぐに内科に転科させただろう？ あのケース、もう少し、ウチの科でみてあげてもよかったんじゃないかな」「Y先生は何かっていえば点滴使うけど、オレだったらああはしないな」などなど。

ある病院では何人かの先生がそうやって私に話してきて、それらすべてを「ほんと、そうかもしれませんよねー」などとあいまいに（カウンセリング的に!?）受け流していたために、ついに私自身がコウモリ状態になったことさえあった。そんなこと思ってるなら相手に直接言えばいいのに、会議などの席でみんなで考えればいいのに、とだれもが感じるだろうが、それぞれがお互いの〝個人の裁量〟を大切にするあまり、疑問や批判を口に出して言えなくなっているのだ。こういう中ではチェック機構が十分に働かなくなって医療ミスが起きたり、あるいは後になって「あの治療でよかったのか」という問題が出てきたりすることもあるのではないか、と思ってしまった。

でも、医師の〝個人の裁量〟がまったく尊重されなくなり、すべてがオープンな相互チェックシステムができ上がったとしたら、医療はよくなるかというとそれも違うだろう。責任のありかが曖昧になり、「よし、この患者さんのことは自分が引き受けよう」という医師のモチベーションも下がってしまうだろう。

長々書いてしまったが、どうも言いたいことをうまく伝えられなかったような気がする。

この日の午後は、勅使川原三郎と彼のカンパニーKARASのダンス公演『ルミナス』を見に行った。かなり感動したのだが、その話はまたいずれ。

3月31日（土）

ちょっとシュミの話。

私と同じような世代の人は、京都を本拠にして80年代のインディーシーンをちょっと騒がせていたＥＰ-4というエレクトロニックファンクバンドのことを覚えているだろうか。

知人が今になって〝80年代というカラダの喉に刺さった小骨〟みたいなバンドのサイトを作った、とメールしてきた。何せ情報がほとんど残ってなくて苦労しているとのことなので、もし「覚えている」という人がいたらのぞいてみてください。http://www5b.biglobe.ne.jp/˜EP-4/EP-4-dark.html

4月2日（月）

夜、なんと脚本家の三谷幸喜氏と対談。三谷氏の全作品紹介みたいな単行本が文庫化されることになり、そのあとがきがわりに対談を、というわけ。

三谷さんに会うのは初めてなのだが、以前、対談集が文庫化されるときに、あとがきを書かせていただいたことがあった。だれもが〝シャイな人〟と知ってるくらい対人恐怖ぎみの三谷氏をブンセキするというお約束っぽいそのあとがきの最後には、「いつかお目にかかるときは保険証を忘れずに」とこれまたお約束なギャグを書いたのだが、対談の場に本当に保険証を持ってきてくださった。

私はこのギャグを超多用しがち、それを覚えていて「いやー、また保険証忘れちゃったよ」くらいのボケを返してくれる人はいるが、ホンモノを持参してくれた人ははじめて。この手を抜かない凝り具合が三谷さんの真骨頂なのではないか。「そうだ、保険証」と思い出して終わるか、そこで実際に引き出しから取り出してバッグに入れるかでは、労力の違いはわずかに見えるが、実は雲泥の差があるように思う。

……と対談が開始される前に、三谷ワールドの秘密が見えた！　と得した気分。

対談そのものはいずれ文庫ができたときに実際に読んでいただくことにして、けっこう〝やっかいな自我〟の持ち主、って感じがした（この話は対談でもさんざん出てくるはずだから、書いてもいいだろう）。自分の内面をいつも掘り下げているタイプではなくて、自分と世界との関係を常に強く意識しながら次の発言や行動を決定するタイプ。〝自然〟がない。

逆に言えば、これほど脚本家に向いている人はいないだろう。世界と自分、自分と他人、他人と他人とはいつだって人工的なドラマを作り上げているわけだから、それをそのまま書き写していくだけでドラマができる。こうやって「なるべくしてなった脚本家」というのがいるのか！　とそれにいちばん感動した。文庫のタイトルが決まったらまたお知らせします。

4月3日（火）

今日からいよいよテレビ東京『ニュース・アイ』のコメンテーター稼業が、週一で始まる。夕方のニュース番組なのでとてもあわただしく、「次のコメントは15秒で」「ハ、ハイ」なんてやっているうちに終わった。

夜、用事があって実家に電話すると番組そのものには一言も触れず、「今日はお弁当はもらえたのか」とだけきかれた（ちなみに夕方の番組ということなのか、お弁当は出ません）。

4月7日（土）

今日と明日は、振付け師にしてダンサー、香瑠鼓さんの公演『LAVELA』の幕間トークに参加。香瑠鼓さんは、慎吾ママとかキムタクのJAのCMとか、とにかく話題になっている曲やCMのダンスや振付けはみんな彼女、というくらい活躍中の振付け師。

そういうコマーシャリズムに乗った活動のほかに自分のカンパニーの公演も行い、さらに年1回のペースで車椅子ダンサーや学習障害児などもプロのダンサーといっしょに舞台に登場するバリアフリー公演『LAVELA』を行っているのだ。

私は昨年、エイボン女性年度賞という「その年にもっとも輝いた女性」に贈る賞の選考委員をしていて、香瑠鼓さんは昨年の芸術賞を受賞した。そんなご縁で知り合いになったわけだ。

……と書くと、なんだかすごく社会性のあるおとなな関係のようだが、実はそうでもない。私が香瑠鼓さんに興味を持ったのは、彼女がキムタクのCMも自分の芸術的な作品もハンディキャップを持った人とのダンスも、すべてフラットな地平の上で行っているように見えたことだ。つまり、「これはお金のため」とか「これは社会に還元するため」とか、自分の中で分けている感じがまったくしない。どのことについてきいても、「うん、それはね」とざっくばらんな同じトーンで答えが返ってくる。

かと言ってすべてを超越した巫女みたいな人でもなく、ツッコミを入れたくなるようなフツーの気のいいお姉さん、という面もある。「あーあ、だれかいい人いないのかな、ホントに」なんてつぶやいたりしても、あまり不思議じゃないような。

ということで、日ごろは「人物」よりその人の「お仕事」の方に興味を持ちがちな私なのだが、今回はまず香瑠鼓さんという人じたいにひかれ、去年、ゴハンを食べてもらったりしたわけだ（これって友だちってやつ？　違うか）。さらに、そのときちょっと紹介した私の知人のひとりがダンサーとして『LAVELA』に出るという展開にまでなり、私自身はさすがに踊れんので3回の公演すべてにトークという形で参加。何が言いたいかというと、私にしてはまたずいぶん積極的なかかわり方をすることにしたものだな、ということだ。そんなことより学習障害児も参加した実際の舞台の内容を教えてくれ、という人も多いだろうが、それは次回ということで。

今週は「ワタシも社交的になったものだ」と自らの社会復帰（？）ぶりをじっくり味わっていたい。これは一応「日記」なので、この〝ワタシ中心主義〟っぷりをどうか大目に見てください。

4月8日（日）

今日も天王州アイルアートスフィアという劇場で、香瑠鼓さんがプロデュースする公演『LAVELA』で幕間トーク。昨日1回、今日2回と3回公演なので、2日間のほとんどを劇場内ですごした。

この公演では、香瑠鼓さん自身や彼女が直接指導するチームのほかにいくつかのプロのグループが次々出演し、いくつかの短いパートが組み合わさって全体の物語ができ上がるという構成。その中に、車イスの人や学習障害児といったハンディキャップを持つダンサーが自然な形で参加する。とても不思議な公演だった。

当然、プロのダンサーや香瑠鼓さんたちとハンディキャップのダンサーたちとの間には、技術的にもギャップがある（中には、車椅子から転げ落ちてのたうちまわったり腕や顔だけで豊かな表情を作り出したり、ハンディを積極的に使うことで強烈な印象を与えることに成功している加藤淳さんのようなダンサーもいるが）。

もちろん、芸術性や技術だけをアピールしたいならプロダンサーだけでレベルの高い作品を作った方がよいし、ハンディキャップの人の参加を主眼に置いているなら彼らを中心にしたわかりやすい作品を見せた方がよい。でも、香瑠鼓さんはそのふたつの要素を分けたくはないようなのだ。

つまり、プロの作品として見られてもそれなりの水準を保ちつつ、バリアフリーの要素を盛り込んだものにしたい、という感じ。というか、香瑠鼓さんの中ではそれさえ意識されていないのかもしれない。「日ごろ教えたりいっしょに踊ったりしている人が集まって、みんなでにぎやかに作品を作ってみたい」という発想で、こういう構成となった。ただそれだけのこと。

私は練習にも参加せず、当日ちょこっとおしゃべりをしただけだったが、楽屋もプロのスターダンサーから障害を持った子どもたちまでが和気藹々と、というか雑然と話したりふざけ合ったりしていて、なんだか不思議な空間ができ上がっていた。ちょっとだけ〝よそもの〟気分の私は、その様子を遠巻きに見ているだけだったのだが……。

4月10日（火）

実は昨年からこのメルマガから本を作ろうと、いろいろ画策中。

怠惰な私がだいたい毎週、こんなにたくさんの文字を書いているのだし、さぞ膨大な量になっていて、本なんか即、5冊も6冊も作れるだろう、と思いきや。もちろん、こんな日々のつぶやきみたいのが〝売りモノ〟になるわけもなく（それを毎週読まされているみなさんには申し訳ないけど……）、けっこうタイヘンだ。今日も担当の編集者さんに来ていただき打ち合わせするが、もう一度、一から書き直すくらいの覚悟が必要とわかり、頭がぼーっとする。と同時に、あたりまえのことかもしれないのだが、本とメールやウェブって違うものなんだなぁと改めて実感。きっと、本にそのままできるような原稿をこういうメールマガジンで配信しても、それはそれで読みにくくておもしろくないのではないか。

　でも、田口ランディさんなんかは、メールマガジンで発表したエッセイをほとんどそのまま本にまとめ、それがまた多くの読者を魅了しているし。やっぱり本当に質の高い文章になれば、それが紙に印刷されていても、メルマガとして配信されても、ちゃんと同じメッセージを読む人に与えられるのかな。

　ってことは、そのままだととても紙に印刷してひとさまに見せられない（？）ようなものをメルマガとして配信してる私は、こっちは手を抜いて書いてるということか。そのつもりはないのだけど……。と悩む前にさっさと原稿を書いた方がいいですね。

4月21日（土）

　今週はあれこれ気ぜわしく、手帳を見ても「昨日何をしていたのか」覚えていない。「先週や前日のことをどうしても想起できないというのは、解離性同一性障害（多重人格）を疑うときの大事なポイント」という教科書の記述を思い出して、ちょっとぞっとする。でも私の場合、単にだんだん記憶力が減退してきただけ、というのは明らかなのが悲しい。

　精神科医を経て指揮者になったイタリアのシノーポリが、ベルリン・オペラで「アイーダ」の指揮中に倒れて、そのまま亡くなるという衝撃的なニュースが。プロレスラーで言えばリング・デスだ。

　自分の出世作である「アイーダ」の途中で倒れる、とはなんて数奇な人生……。彼が倒れたあと、「アイーダ」の舞台はどうなったんだろう、どのあたりで倒れたんだろう……と、不謹慎とは思いながらしばし空想してしまう。

　とはいえ、彼の深い思索が今後の音楽界に与えたであろう影響を思うと、やはり残念の一語に尽きる。

4月22日（日）

『ここがヘンだよ日本人』の収録に。

　今回は「とんでもない女たち」というテーマだったのだが、最初のパートに出てきた「かたづけられない女」というのはほとんど私のことみたいだった。

　というか、〝ひどい部屋〟のVTRは、ほとんど家に帰ってない編集者(女性です)、家にこもって作曲してはスタジオにまたこもるミュージシャン(これも女性)といった知人の部屋より、ずっときれいな気が。

　西村しのぶさんのマンガの中にもかなり乱雑なお部屋に住むブティックの若い店員が出てきて、「働く女の最前線基地はいつもこうよ」みたいなセリフが書いてあった。……だからどうだというわけじゃないのだが、「そうだ！」と強くうなづいてしまった次第。

なぜかたづけられないか。なぜ待ち合わせ時間に遅れてしまうのか。なぜやろうとしていることを先のばしするのか。

これらは、一言でいえば「だらしない」ってことにほかならないのだが、中には「やるからにはちゃんとやらなきゃ。ハンパにやるくらいならまったくやらない方がまだマシ」という完璧主義者の人も、けっこういる。先ほどの編集者やミュージシャンは、仕事の上では明らかにそうだし。

こういう〝隠れ完璧主義者〟たちは、もちろん他人からはそれを理解してもらえない。「いつもサボってばかりいて、本当になまけもの」なんて評価をされる。すると「よし、次には完璧なワタシを見せてやる」と気負うばかりで、ますます気軽にレポートを提出したり会合に顔を出したりできなくなるのだ。

また一方で、そういう人たちは「自分はどう見られているか」に強いこだわりを持っているのだろう。ハンパな自分を見せて、落ち度を指摘されたり笑われたりするのは、その人たちにとっては致命的。「出さなかったから0点だ」と言われるより「70点だね」と言われる方が、ずっと屈辱度が大きいと感じてしまう。そしてもちろん、かたづけられない私、約束を守れない私は情けない、と思って自分をいつも責めている。とてもとても生きづらいはず。

そういう人には、とにかくハンパな形でも何かを成し遂げればそれなりに達成感や喜びはある、という〝良い経験〟を積んでもらうしかない。

納得のいかないレポートを出すのをやめて単位を落とすよりは、たとえ「C」でも単位を取れた方が、気が楽になる。もちろん「C」評価によるプライドの傷つきはあるわけだが、それよりも「あー、よかった」という安堵感の方が大きい。それを実感してもらうのがいちばん。

なんだか治療っぽい話になってしまったが、もちろん私の「かたづけられない」のは、そんな深層心理的原因によるものではない。この連休にちょっとだけ、なんとかしなきゃ……。

4月27日（金）

マガジンハウスから本を出す手相見・日笠雅水さんと対談。正確には、手相を見ていただきながら話をするという不思議な仕事。

私は基本的には、血液型にも星座にも方角にもまったく無頓着な人間。友人の血液型など何度きいてもあまりにきれいさっぱり忘れてしまうので、逆にここには何らかの抑圧のメカニズムが働いているに違いない、つまりこだわりがありすぎるからあえて関心がゼロのふりをしているだけでは、と自分で自分を疑うくらい。

そんな私がなぜ日笠さんに会いに行ったのか。それは、彼女が「初代YMOマネージャー」という経歴の持ち主だからなのだ！　その後も、知る人ぞ知るテクノポップファンの雑誌『サウンドール』の編集長として活躍するなど、まさに80年代文化の申し子。

所用で上京していたオトウトは、まるで昨日のことのように「あのYMOのウィンターライブのときは……」などと興奮して一方的に語っていた。

実は、先日紹介させていただいた幻の80年代エレクトロニックファンクバンド・EP-4のサイトを開いているのは、私の実のオトウトなのです……。しつこいけどURLはhttp://www5b.biglobe.ne.jp/~EP-4/EP-4-dark.html。公私混同ですみませんが、YMOファン、いにしえのテクノポップファン千客万来、だそうです。以上宣伝活動でした。

さすがに「手相を見てもらう」ために出かけた私は、YMO話ばかりに興味を示すわけにはいかなかったが、興味津々。ちなみに手相の所見の方は……あまり正確に覚えていない……（なんたるこっちゃ）。とても励まされるようなことを言っていただいたのだが。その本が出たらまた必ずここで報告します。

4月30日（月）

日中、あるテレビの特番の収録に。村上龍さんの『希望の国のエクソダス』をテクストとして、今の中学生について考えていこうという趣旨。

私が出たパートは、ミュージシャンのcobaさん、女優の高田万由子さん、ゲームクリエイターの飯野賢治さん、正道会館（というよりK-1プロデューサーの）石井館長ら、とにかくいろいろなジャンルのおとな総勢11名での〝会議〟。「いじめ」「教科書の意味」といった中学生を取り巻くさまざまな問題が一応のテーマだ。

全体としては、それほどビックリするような話や画期的な話が出たわけではないのだが、個人的にはちょっと印象的なことがあった。いちばん最後のパートで、司会者が出席者に「おとなになってよかった、と思うのはどんなとき？」という質問をしたときのこと。私は「マンガ読み放題、ゲームし放題」と答えてしまった。

でも、これはホント。自分の時間やお金を、自分の責任で自由にコントロールしながら使える、という状態が私にとってはいちばん幸せだ。

たとえば徹夜でゲームすれば翌日は眠くてたいへんだが、それは私のせいなんだからしょうがない。どうしても新しいパソコンがほしければそれを買っちゃって、その月は食費をがくんと切りつめるかもしれない。

とはいっても、実際は自分の自由になる時間やお金そのものがごく限られているわけだから、完全に思い通りのことができるわけではない。だから現実的には「ごくささやかな自由」でしかないのだが、それでも「したければ徹夜したっていいんだ」と権利が与えられていることを確認しつつ、明日の仕事のためにとりあえず寝る、というのが好きだ。

時間があったらそんな話をしたかったのだが、その場では「えーと、マンガ読み放題なこと」と言うことだけしかできなかった。その意見はあまりウケなかった（あたりまえか）。

私の次に発言した人は、「やっぱり夫に出会って子どもができたこと、自分の家族を持てることですね」と言った。するとそれに対しては、ほかの出席者も「あー、そうだよなー」と次々に賛成を表明。見わたすと、私以外の人は全員「うん、うん」とうなずいているではないか！

私はちょっとあせった。もちろん自分の家族ができるのはステキなことだとは思うけど、それが究極の「おとなの楽しみ」なのか？　自分ひとりでおとなの人生を味わったり、まっとうしたりすることはできないのか？　家族はいるけど楽しくない、という人は本当にいないのか……？

ここは何か言わなきゃ、と思った私は、「ちょっと待ってください！　私もそうだけど、世の中には子どももいない人、ひとりの人もたくさんいると思う。でもそういうおとなの生き方だってあってもいいじゃないですか」と反論してみた。

そうしたら、私の言い方がちょっとあわれだったからかもしれないけれど、「キミも家族持ってみなよ」「早く相手見つけなよ」と笑われて、収録は終わった……。結婚や子どものことにかぎらず、「私はこうやってとてもよかった。だからみんなもそうすべきだ」という言い方には、私はどうも抵抗がある。これまで私生活で、あるいは診察室でたくさんの人に会ってきて、私なりにたどりついた答えは、「幸せも苦しみも人それぞれ」だ。そう言うと「その通り！」と賛成してくれる人も、けっこういる。

でも、こと「家族」っていう問題になると、なぜかみんなが「それはいちばん大事なもの、あった方がいいものに決まってるじゃないか」と妙に独善的になるのは、どうしてなのだろう？

あと、それに対して「いや、家族を持つことだけが幸せのゴールじゃないだろう」と言うと、「またまたぁ、負け惜しみ言っちゃってぇ、あなただって持ってみればわかるって～」と軽くいなされてしまうのは、なぜなのだろう？　すごくあいまいな言い方で申し訳ないけど、10年くらい前、ちょっとだけ悩んでいたとき、すごく尊敬する先輩に柄にもなく相談してみたことがあった。「先輩みたいに家庭もあって仕事もできる人、本当にうらやましいです」と言うと、その人は「うーん」と考え込んでこう答えたのだ。

「結婚とか家庭って、そんなにすごーくいいものでもないよ。あなたは仕事だけがんばってみてもいいんじゃないかな」その瞬間は心の中で、「ひどい！　あなただっていつかはいい人に会えるよ、とかなんとか言えよ！」と思ったけど、その後、「あんなに誠実な答えを言ってくれた人はいなかったのでは」と思うこともしばしば。

……って言うと、「いや、経験していないからそんなこと思うんだ。あなたも一度、経験してみればわかる……」と、話は無限ループに陥るのだろうか。ともかく収録は、「私がみんなからいっせいにツッコミを入れられて終わる」みたいな感じになってしまったのだが、お弁当もふたつももらってしまったし、まーいいやと思ってそそくさと帰ってきた。

ところが、自分なりにショックだったのか何なのか、モバイルパソコンを楽屋に忘れてきたことにタクシーを降りてから気づいた。お弁当だけ家に置いて、もう一度、今来た道を引き返すワタシ……。本当にさえない一日だった。

5月2日（水）

大学に行く電車の中で読んでいた『AERA』で、速水由起子さんが押井守さんのルポを書いていた。その中に、押井さんが監督の『うる星やつら　ビューティフル・ドリーマー』は現実ではない場所でひとつの宇宙が完結するという作品としては、グレッグ・イーガンの『順列都市』に先がけていた、といった記述があった（正確な引用じゃなくてすみません）。

それを読んでいても立ってもいられなくなり、その日のうちに『順列都市』上・下を買ってしまう。パラレル・ワールドものや「現実と思っていた世界が実は夢だった」みたいなコンセプトに弱い私としては、「スーパーコンピュータの中にひとつの惑星全体と進化する有機生命体を設計する」というありがちなテーマを、これ以上、期待できないくらいの完成度で描いた、と言われるこの作品を、ずっと読みたいと思いつつ、忘れていたのだ。

しかし、よりによって「連休が終わるまでには必ずなんとかします！」と安請け合いでたくさんの原稿を受けてしまったこの時期に、買うこともなかったのだが……。なるべく我慢して、少しずつ読もう。

5月3日（水）

昨日、『順列都市』をあわてて買って大学に行くと、恐ろしいことが待っていた。ある講義の開講日が昨年と変わっていたのに気づかず、2回分、予告なしでまるまる休講にしてしまっていたのだ。……というエピソードで、自分のだらしなさを強調したかったわけではない。それを知った瞬間、「今ここにいる私のまったく知らない講義が予定されている世界があったとは……。これぞパラレル・ワールドじゃないか！」と思ってしまった、というお話。

そういえば、このあいだ試写を見た『マレーナ』という映画も、それにやや近い話だった。ある純朴な少年が同じ町に住む美しいおとなの女性に恋をし、彼女の波瀾万丈の人生をじーっと眺めている、というほとんどそれだけの映画なのだけど。

彼女自身にとっては、自分はなぜこんな目に合わなければならないのかというつらい人生だと思うが、実はそれと並行して「少年にひたすら愛される人生」も走っていたわけだ。しかも、自分では気づかないまま。

ＳＦ好きの人や分析哲学の可能世界意味論を学んだ人は、「並行世界ってそんなメロウなものじゃないよ！」と怒るかもしれないが、まあ、そう考えてみるとちょっと楽しいかもしれない、ということで。

5月9日（水）

大学で4年生のゼミの後、学生たちとゴハンに。そういえばこういうときもよく、遅れてきた学生がしばらくしてから「あ、ビックリした！　先生いたんだ！いないかと思った」と言われがちだ。気配を殺す達人ってことなんだろう。

でもこの日はみんないっしょに移動したので、そういう憂き目にはあわずにすんだ。延々とゴハンを食べているとひとりが突然、「あと24時間で自分が死ぬってわかったら、何をする？」と言い出した。

私くらいのトシになると、友だちがそんなことを言い出したら「どうして24時間で死ぬってわかるんだよ」「27時間生きたらどうするの」などと、問いじたいに意地悪なケチをつけて終わるだろうが、若者はピュアなんで（？）問いの設定に関してはだれも言及しない。真剣にみんな「うーん」と考え出した。

「まず先生は？」とはじめに順番がまわってきたので、反射的に「何作目でもいいから『ドラクエ』のエンディングをもう一度見て、この時代に生まれたことを感謝する」なんて言ってしまった。

別に自分はものすごいゲームやマンガのマニアだとは思わないが、こういう重要な問いにはついゲームとかマンガにかかわる答えを返してしまう。「自分はマンガ世代、ゲーム世代」という使命感や自負が、意識の相当深いレベルまで浸透しているのだろう。

それはいいとして、学生たちはひとりひとり、真剣に「自分なら何をするか」を語り出した。その中で、ある男子学生は「たくさんの女性とヤリまくり、自分の子孫をひとりでも多く残す」と話した。すると別の女子学生がしみじみ言ったのだ。

「そうか、男は24時間あれば自分の子どもを何人かでも残すことができるんだねー。女は24時間じゃ絶対それはできないでしょ。」

いや、まさにそうだ。ここから進化心理学と呼ばれるダーウィンの進化論の考えを取り入れた新しい心理学を支持する学者は、「男と女の絶対的な違い」を主張するのだ。そしてこの違いは生物学的な仕組みにとどまらず、もっと広く男女の考え方や行動パターンの違いも生み出すはずと言う。

彼らは、「殺人が男性に多い」という事実の背景にも生殖にまつわるこの性差が関係していると説くのだが……。興味ある方は『人が人を殺すとき』（新思索社）を読んでみてください。

とにかく、彼があまりにわかりやすい願望を語ったため、みんなは口々に「やっぱり男は得だ」「女には絶対的にできないことがあるんだ」といったちょっと時代錯誤にも聞こえる性差の話を始めた。

もちろん、これは「24時間しか生きられないとして」みたいな極端な状況設定の中でうきぼりになった話なのだが、現実にある女性の出産可能年齢の問題とも無関係ではない。

女性はいつも時間的制約に直面しながら生きているけれど、男性の多くは心のどこかで「その気になれば5分でだって、75歳になってからだって子孫は残せる」という妙な余裕をいつも持っているのではなかろうか。

実際問題としては、受精さえうまくいけば父親になれるわけではないし、ここまで複雑に進化した人間が本当にDNAをどうしても残したいという本能を持っているものかどうかもわからないのだけど。

ただ、男子学生がそう発言したときに「不特定の相手にとにかく自分の種だけバラまいても、意味ないじゃない」と言う女子学生がひとりもおらず、みんな「うーん、そうだよねぇ。でも、男はそれができるけど女はできないよねぇ」と納得したのは、ひどく印象的だった。

5月10日（木）

朝、地元の新聞を見ていると、「社会的ひきこもり」の第一人者である精神科医の斎藤環氏が、とても面白いコラムを書いていた。

たとえば、テレビアニメを見て意識消失などの子どもが続出した「ポケモン事件」では、精神科医がそれを光の点滅刺激による視覚誘発発作であることを指摘した。また、豊川の主婦殺害事件でも「人を殺すとはどういうことだったか試してみた」と言った高校生は、〝哲学的〟であったわけではなくて脳に器質的な異常がある「高機能広汎性発達障害」と診断された。

ところが、こういった医学的にも正確と考えられる（つまり、精神医学の知が真に生かされた）分析に対しては、世間はあまり興味を示さない。斎藤氏は言う。「ひょっとするとわれわれは、正解や真実など知りたくなかったのではないか。」

みんなが精神医学や心理学に関心を示したからといって、それは正しい分析や解釈を知りたいからということではない。では、われわれは精神医学に何をしてもらいたいと思っているのか。斎藤氏の言葉を引用したい。

「われわれが求めているのは、異様な事件をめぐるリアルな驚きであり、その驚きを増幅してくれる過剰な解釈、すなわち『物語』なのかもしれない。」「われわれは事件の周辺情報からパズルのように解釈を進め、そこから社会病理や現代病理という大きな問題、すなわち『物語』を導き出すことの快楽を知ってしまった。」

物語を探し当てるのが快楽であるとしたら、たしかに私たちはいくら「原因は脳の発達障害にあっただけで、バーチャル環境の増大や母子密着といった物語がそこにあったのではないですよ」と言われても、そんな〝真実〟には見向きもしないだろう。

そういえば、今回の総裁選においても、もちろん小泉氏が圧倒的な大差で勝利したのは政治的な理由によるものであろうが、そのもっと奥には「どうせなら、物語の主人公になるような個性的な人間を、ドラマチックなほどの大差で選んだ方がストーリー的にはおもしろい」という〝時代の大きな欲望〟のようなものが関係していたようにも思える。

つまらない真実より、魅力的な物語を。

斎藤氏は「（われわれは）精神医学がまず医学であること、正確な診断と有効な処方箋が出せなければ価値はないことを、せめて忘れずにおきたいものだ」と言う。それくらいで私たちは「なんでも物語にしたい。よりドラマチックな方がいい」という自分たちの欲望をコントロールすることができるのだろうか。

そんなこと言う前に、まずあんたが物語化の片棒かつぐのやめれば？　と言われそうだけど。

5月13日（日）

昨日より日本学生相談学会に出席するため、仙台に来ている。昨日は宗教人類学者・山形孝夫氏の講演を聞いた。エジプトにあるカトリックのコプト修道院でのフィールドワークを中心にしたその講演は、とても興味深かった。

カイロから西に進み、ナイル川をわたってさらにサハラ砂漠をしばらく入ったところにあるその修道院には、80人ほどの修道士が暮らしている。スライドで見るかぎり、本当に私たちがイメージする草木のまったくない〝砂漠〟の中に、ポツンと城壁のような高い塀に囲まれた建物が建っている。塀は砂嵐を防ぐためのものとのこと。

修道士たちはカイロ大学などエジプトのいわゆる一流大学を卒業し、弁護士、医者、建築家などのキャリアを積んだ人たちばかり。彼らは多くを語らないが、さまざまな理由で家族を捨て仕事を捨て、ナイルを西にわたって（エジプトではそれは死者の国に行くことを意味している）修道院の門を叩く。

そして一生をそこで過ごすことになる。家族にも二度と会わずに。

塀の中には礼拝堂やジャスミンが生い茂るプランタ

ーの置かれた回廊などもあり、外とはまったく違う天国的な世界だ。しかし、生活はたいへんに厳しく、朝3時から夜12時まで（！）1日6回の礼拝のほかは、自給自足の生活を支えるためにそれぞれが野菜を作ったり町に売るための家畜を育てたりしている。

もちろん何の娯楽もない。食事もパンと野菜がメインで、1日たったの2回、量もきわめて少ないそうだ。亡くなった修道士は砂漠に埋められ、小さな十字架が立てられるが、それも1年もすれば砂に埋もれて見えなくなるという。

こんな生活が、紀元4世紀からほとんどスタイルを変えずに続けられている。そして今でも、「入りたい」という希望者はあとを絶たず、つねに〝順番待ち〟の状態だそうだ。

山形氏は毎年数ヵ月、10年にわたってこの修道院に通い続けた。最初は「ホモの世界なのではないか」「孤独に耐えられないのではないか」とおそれたが、行ってみるとすぐにそうではないことがわかった。修道士たちはたいへんに明るく和やかに生活しているのだそうだ。スライドに映っている人たちも、たしかにみんなニコニコしている。

中には〝ナイルの東〟から母や恋人が訪ねてくることもあるが、だれも会おうとしない。差し入れさえも受け取らないのだという。

山形氏は、なぜやさしく温かな彼らが家族にはそれほど冷酷な態度を取れるのか、ずっとわからなかった。いくら神に仕えるため、とは言っても、そんなに簡単に愛する人を捨てられるものなのか。それを知るために、無口な修道士たちと少しずつ親しくなり、ここに来た理由や今の気持ちなどを語ってもらった。

山形氏の努力（？）の結果、10人の修道士がかなりくわしく心情を話してくれたという。そこから彼が得た結論は、こうだ。

「それがエジプトという国の国民性なのか、キリスト教の本質なのか、はすぐには決められないが、修道士たちにあるのはたいへんな楽観主義なのです。彼らは、愛する人にはまたいつか会える、と心から信じている。それがいつ、どこでなのかはわからない。でも、きっとまた会えると信じて疑っていないからこそ、今は会わなくても平気でいられるようなのです。」

私には、この結論はまったく意外だった。彼らは何かの宗教的な理由で、「もう家族や友だちや恋人には会えなくてもいい」と決意したからこそ、この地にやって来たのだと思っていた。しかし、実際はそうではなくて、「どうせまた会えるんだから(山形氏はこんな投げやりな言い方はしなかったけど)」というある意味、軽い気持ちで閉ざされた世界に飛び込んでいると言うのだ。

でも、「もう二度と会うまい」と誓って苦行に耐えているより、「また会えるしー」と思いながら今は神に仕えるという自分のやりたいことに没頭している方が、ずっと理解可能なような気がした。そして、そういうノリなら私だって「じゃ、ちょっと」とナイルを西にわたることがあるかもしれない、と何となく思った。

もちろん、亡くなった修道士を砂漠に埋めるのも彼ら自身なのだから、頭の片隅では「一生、家族と再会できずに生を終えたこの修道士のように、私も現世ではもう母にも妻にも会えないのだ」ということは十分、わかっているに違いない。

でもおそらく、その期に及んでも彼らは「いや、愛する人にはまた会えるんだから」と信じているに違いない。「どこで?」「どうやって?」と問い詰められたら答えに困るかもしれないが、「とにかく会えるんだから」という信念はいささかも揺らぐことはないのだろう。

山形氏はこれを楽観主義と称していたが、何と呼べばいいのかわからないが、もっと深いものであるように思う。もちろん、短い講演の中ではそこでの生活や修道士たちについてほんの一部を知っただけなのであるが、キリスト教そのものの教えとも、少し別なのではないか。なぜなら、彼らは必ずしも「神の国で再会できる」と言いたいわけでもないようだから。中にはどうも、現世のうちにナイルを東に戻って生者の国に行くこともあるさ、と素朴に思い込んでいる人もいるらしい。

もちろん、日本の心中モノのように「あの世で結ばれましょう」というのともかなり違う。でもとにかく、「神さまが大切だからこっちに来たけど、現実の家族や恋人も愛しているんだから、会えないわけはない」と信じて、苦しく閉ざされて見える生活も鼻歌交じりに楽しそうにこなしていく(実際に鼻歌が出るのかどうかはわからないが、朝の礼拝ではカスタネットを打ち鳴らし、かなりリズミカルにノって詩篇が朗誦されるという)。

私は、この考えの姿勢のようなものがけっこう好きだと思った。大学の学生相談業務について考えたり事例を検討したりする学会なのに、なんだか自分のために全然、別のことを考えるために出かけたみたいだった。

5月19日（土）

朝、東京を出てまた関西に来て、「つどい in 六甲」という精神医療関係者の集まりに参加。

これは、この地の精神医療の若手リーダーにして、多重人格をはじめとするトラウマの病理研究の第一人者、そして田口ランディさんの小説に登場する精神科医のモデル（キャラクターがではなく医療者としての姿勢などにおいてのモデルです）とも言われるA先生の追悼の会。先生は、昨年の12月にガンのために亡くなったのだ。ほとんど私と同じ年齢だった。

今、書店に並んでいる『鳩よ！』に田口さんがA先生のことを書いている。ぜひ全文を読んで感想を聞かせていただきたいが、一部だけ引用させていただく。

「精神分裂病の治療に携わってきた彼が、死ぬ間際に考えていたのは『魂』のことだった。彼は自分が『意識』しか使っていなかったことに限界を感じていた。そして『意識』をヴァージョンアップするためには、どうしたらいいのだろう、と悩んでいた。

その方法があるはずだ。スイッチがあるはずだ。そして、それを見つけなければ自分はガンと共存できないし、万が一、死から逃れたとしても、精神科医としての治療に行き詰まるだろうと予感していた。」

けっこうかたい研究会で会ったり専門誌に載っている論文を読んだりしていただけの私は、先生がこんなことを考えているなんて知らなかった。そして、先生が文字通り全身全霊を傾けて患者さんの治療に取り組み、次いで自分の病にも取り組んできたことを知らされ、衝撃さえ覚えた。

この先生の真面目さ、誠実さと、コプト修道院の人たちの「魂」に対する態度との間には、どんな関係があるのか。あるいは、どちらがより〝正しい〟と言えるのか。いろいろ考えながら会場を後にし、夜行で帰るまでの間にマッサージを受けたら、全身が金縛りにあった上にハンマーで殴られたように痛くなってしまった次第。

5月20日（日）

昨夜、神戸から寝台特急に乗り、朝さわやかに東京駅に着き、家にもどってさわやかに昼寝。

それから、山崎広太さんの新作ダンス公演『Cholon』を見に行く。券を2枚買ってあったのに、いっしょに行ってくれる人も見つからず結局ひとりで出かけた。

……と悲惨な話をするのが目的じゃなくて。

広太さんの舞台は、コンテンポラリーとはいえひとことで言えば「わかりやすくてかっこいい」。〝少年・少女〟というイメージそのものの若いダンサーが、次々走り出てきてハイスピードで激しく短いソロを踊り、また走り去る、というのが基本。それが何組も同時進行したり、もちろん、ふたりやグループで踊る人もいるから、舞台全体はもっとカオス的に見えるんだけど。舞台装置や衣装も、プラスチックや金属っぽい感じが基本。

広太さんは、「少年・少女」というものを、中性的で無機的で清潔な特別な存在としてとらえているんだな、といつも思う。ナイフみたいな身体を持った少女たちが宙を切り裂くようにスピンしたり、ダンスに必要な筋肉以外、1グラムも余計なものは備わっていないような手足をした少年たちがジャンプしたりするのをふつうの若者が見たら、自分のからだがたまらなく醜悪なものに感じられて、みな拒食症になっちゃうんじゃなかろうか。

でも、じゃその舞台は完全に脱性化いや脱人間化された世界かというと、それも違う。それは、広太さん本人が若くないから（たぶん私と同じくらい）。しかも、「若くない」といっても「劣っている」というわけじゃなくて、その逆。技術的には彼だけが図抜けているのだ。

若者の中に混じって踊る広太さんからは、「この美しい若者たちに自分の技術を完全には伝えきれない」というもどかしさ、哀しみが伝わってくることがある（もちろん、その中には「もう自分は若くない」という感情も若干、含まれているのかもしれないけど）。そんな〝人間ドラマ〟として見てしまうのは邪道だとは思うが、同世代の特権ということで許してもらいたい……です。

5月28日（日）

朝、『ザ・サンデー』に。この日の話題は、「小泉首相がハンセン氏病裁判の控訴断念」一色。

首相の判断そのものは、私も素直にすばらしいと思う。でも、この日モニターで見ていると、すべてがあまりにテレビ的に映像化されていて、そこにちょっと疑問を感じてしまった。

原告や支持者たちが首相官邸の前で控訴断念や面会を求める集会を開き、国会で首相は「（面会を）検討している。会わないとは言っていない」と答弁、そしてついに面会が実現し、控訴断念を表明……。1本のビデオにまとめると、すべてのプロセスがカメラの前で進行しているような印象さえ受ける。

しかも、「原告の話を聞きながら首相は涙を浮かべた」といったコメントまでついている。実際、コメンテーター席に座ってモニターをじっと見ていると、ドラマチックな展開に本当に涙が出そうになった。

「本当によかったですね」と素直に受けとめればよいのかもしれない（番組の中ではそうした）。でも、この問題にコミットしていたわけでもない〝部外者〟の私までが安易に落涙しそうになるなんて、何かが過剰あるいは不自然なのではないのか、とちょっと疑ってしまいたくなる。

うまく説明するのはむずかしいのだが、私たちやマスコミはつい「感情の次元でわかりやすく、映像的であること」を求めてしまうし、またカメラの前の政治家たちも、その声なき声にこたえることが最優先になってしまう。そんな傾向が生じる危険はないのだろうか。

そういえば前の週、関西のある駅の待合室にいたら、休憩中のタクシードライバーたちがテレビの前に集まって国会中継を見ながらいみじくもこう言っていた。

「阪神戦見るよりこっちの方がずっとおもしろい」。ジョークとはいえ、プロ野球に求める「筋書きのないドラマ性と娯楽性」が、今や政治の世界にこそあるということか。

「だれもが政治に無関心だった頃よりはずっといい。でも、本当にこれでいいのか？」という気がちょっとだけした。とはいえ、本番が終わると楽屋に配られたお弁当を持参した（！）ビニール袋に入れてカバンにしまい、上きげんで帰途につく単細胞な私であった。

6月2日（土）

早朝、北海道放送のラジオ番組に電話出演。

昨晩遅かったし、電話で起こしてもらえばいいやと思ってはみたものの、「電話を蹴飛ばして受話器がはずれてかからなくなった、なんてことになりはしないか」と夜中に何度も目が覚める（そんなに気になるなら、電話機を蹴飛ばす心配のないところに布団を移動すればよかったのだが、そのときはそこまで頭が回らなかった！）。

というのは、3週間ほど前『週刊文春』の椎名誠氏の連載で、「ある町に講演に行く予定を完全に忘れた」という世にも恐ろしい話を読んでしまったからである。

その日は休日で事務所スタッフもおらず、椎名氏は翌日になってから「もしかして昨日は」と事に気づいた。もちろん町は大騒ぎで、翌日の新聞には「講師現れず、講演会中止に」という記事まで載ったそうである。

あってはならないポカであるが、私などいかにもやりそうなところが恐ろしい。というより、その話を読んでから、自分では気づかないだけでこれまで実はすでに何度も「講師現れず」をやっているのではないか、という強迫観念にとりつかれた。

じゃ、手帳やパソコンのスケジューラーを完璧にして間違いが起きないように予防すればいいじゃないか、と言われそうだが、そこは神経症体質（突然そんなこと言ってもダメか）なんで、そうもいかない。

よく「私って神経質なんで」と出されたコーヒーカップの縁を抗菌ティッシュで拭くような人が落ちたものを食べたり、「人見知りで対人恐怖ぎみです」という人が意外に図々しい要求をしたり、神経症傾向にある人はそれと矛盾した面を持っていがちである。

その意味では私も、「うっかり忘れたらどうしよう」と気にするわりには、ズボラで手帳さえきちんと整理されていなかったりするわけだ（都合のよいときだけ神経症のギミックをしようとしているだけ、のような気もするが）。この日も、夜中に「ラジオ局からの電話にちゃんと出られるか？」と何度も起きた割には朝方熟睡してしまい、結局は「もひもひ？」と寝ぼけた声で電話を取るはめに。

そしてその後は、忘れずに富山市富山親子安全会に講演に出かけた。時計を忘れてしまったので、携帯電話をマナーモードにして（あたりまえか）演台の上に置いて時計がわりにしていたところ、講演中に何度も出会い系サイトのダイレクトメールが来て参った。

「携帯に出会い系の迷惑メール来て困るよね」というフレーズの中に目新しい単語はひとつもないが、2年前からタイムマシンで来た人にこう言ってもまったく通じないだろう。そう思うと、自分が〝未来人〟になったような気もする（なんて単純な）。

夜、富山から帰って筑摩書房の編集者にしてマンガなどの評論家としても活躍中、というスーパーウーマンな藤本由香里さんと、音楽会に。しかも、バイオリニストのギドン・クレーメルとソプラノのジェシー・ノーマンの共演という贅沢なコンサートなのだ。ちなみに私がクレーメル好きで藤本さんがノーマン好き。

ほぼ同じ年（つまり大人も大人）の私たちだが、こんな贅沢な場所に行くのはなんだか場違い、という気もしてしまい、ふたりで懸命に「たまにはこういうのもいいよね？　いいんだよね？」などと確認しあうのが哀れ。自分のお金と時間をやりくりして来ているのだからもっと堂々とすればいいのに、と思うのだが、なんだか後ろめたい気がしてしまう。

これはコドモ気分が抜けないからか、それとも「ブルジョアは悪」といった70年代のオノ・ヨーコ的な思想の洗礼を受けた世代だからか。いずれにしても、いびつな感じだなぁ。

ネパールではたいへんなことが起きているようだ。結婚を反対された王子が銃を乱射して、王族が多数死傷。エディプス・コンプレックスの元になったギリシャ悲劇「エディプス王」で、テーバイの王ライオスは息子エディプスによって殺されるという神託を受け、彼を遺棄する。結局、巡り巡ってエディプスはそれとは知らずに父ライオスを殺し、生みの母イオカステと結婚する。神託は現実となったのだ。

ネパールでは「王子が今、結婚すれば王が死ぬ」と占い師が告げたと言われている。それに従って王子に結婚を禁じたところ、惨劇が起こって王は命を落とした。これもまた預言が現実となったということか。でも、現代のエディプス悲劇の主人公は、親子の長い物語ではなくて「銃」だった。「銃」が乱射され、物語が成立する間もなく、すべての登場人物が一瞬のうちに破局に追い込まれた。まさにエディプス神話の現代版と言える今回の惨劇だが、断片化した物語が一瞬のうちにはじけ散り悲劇すら成立させることができない現代ってなんだろう、と考えてしまった。

6月12日（火）

夜、慶応大学が主催する「丸の内シティキャンパス」という連続講座で、講師を担当する。

今は社会人の学習意欲がとても高く、どこの大学でも公開講座を開くと大勢の人が押しかけ、熱気に包まれるときく。いつも思うのだけれど、そういう中には自分の出身大学の公開講座に社会人として行く、という人もいるのだろうか？

たとえば私も、あまり声はかからないのだが、大学の非常勤講師とかはけっこう好きだ。しかも、絶対に自分が行けなかった系統の大学（芸術系とか法学系とか）だともっとうれしい。それは、そういう大学のキャンパスを歩くことによって、「もし自分が音楽ができていたら、こういう大学に来ていたのかなぁ」「マジメな人間だったら弁護士を目指そう、と法学部に来ていたりもしたのだろうか」などと、「別の人生」を空想することができるからだ。

なんというか、精神的なコスプレのようなもの。その大学の学食でごはん食べたり売店でノート買ったりすると、もっとその気になれる。自分がそんなことを思っているものだから、大学の社会人講座に来る人も同じなのではないか、と思っていた。時間を逆回しして、「もしこの大学に来ていたら」というつかの間のバーチャル人生を味わいたいから来るんじゃないか、と。だから、絶対に出身大学の講座などにわざわざ来る人はいない、と思っていたわけだ。

ところが、この日行った丸の内シティキャンパスは、慶応大学の講座とはいっても慶応で行われるわけではない。その名の通り、丸の内のビルのホールみたいなところが会場。「バーチャル慶応大生気分」は味わえないだろう。

ところが会場はほぼ満員。50回もの連続講座なのだが、毎回みんなとても熱心に参加するという。講義のあとの質疑応答も活発だ。きっとこの人たちは、私みたいにバーチャル人生を求めて大学の講座に来ているのではなく、純粋に勉強したくて参加しているのだろう。もしかしたら慶応の出身者もたくさんいるのかもしれない。また、自分の浅はかさを確認する結果となった。こういう日はいつも自暴自棄になってコンビニにかけ込んで、からだに悪そうな色のついたアイスキャンデーとか質の悪い油を使ったような揚げ菓子とかを大量に購入してしまう。

6月14日（木）

朝、駅の売店で買った『週刊文春』も『週刊新潮』も、今度の大阪の事件のことを大きく報じ、「保安処分を見送ってきた人権派の精神科医や弁護士はどう責任を取るのか」みたいな論調で触法精神障害者の危険性を声高に語っていた。こういう記事に出てくるのは、ほとんどが治療の現場にいるわけではない学術畑の人ばかり。もっと両方の立場の意見を均等に紹介するわけには、いかないのかなぁ。『週刊文春』など記事のまとめ方はさすがに上手く、大学について早速、その部分をコピーして学生に配って意見をきいたら、「この通りだと思いますけど？」という人が大半。これとは違う発言が出ている記事もいっしょに配って比較してもらい、意見をきくべきだったと反省。

6月24日（日）

朝、『ザ・サンデー』に。

いつもは、「今日は楽屋にどんなお弁当が置いてあるだろう……」などと思いつつ日本テレビに向かうのだが、今日はちょっと気分が重い。この前の『週刊新潮』に「テレビ『寄生虫』コメンテーター67人の報酬と評判　総点検」という特集記事があって、私の名前も推定コメント料や評点とともに載っていたのだ。

しかも私は自分がそれに載っていることさえ知らず、女性誌から「〝寄生虫〟たちの反論」というインタビューの依頼が来てようやく「え？　このアタシ？」と気づいた始末。

実際のところ、識者10人による採点という方は、「30点」「60点」といった点数を見てもあまりピンと来なくてそれほど気にならなかった。ただ、視聴者とか読者とか〝受け手〟の人もあれを見て「寄生虫？　まったくだ」と思っているのだとしたら、やっぱり考えてしまう。あと、別の雑誌にも載った〝反論〟で「自分は下調べもバッチリなんだから、ほかの適当なコメンテーターと一緒にしてほしくない」と語っている人もいて、「自分だけよけりゃいいのか？」とちょっとイヤな気分になった。

はっきり言って、テレビのコメンテーターの存在意義について説得力のある説明をすることなんて、だれにもできないと思う。たとえば私ははじめての番組に出演するときは、ディレクターに「あのー、私はここに40代の女性が〝そうそう〟と共感してくれるようなコメントをする生活者の代表として呼ばれたのでしょうか、それとも、心理学や精神医学の専門的な知識の解説をする役なのでしょうか？」ときくことにしている。

そうするとほとんどの場合は、「えーと、まあ両方の立場でお願いします」と言われる。ということは、向こうもどうして私にいてほしいのか、よくわからないということだろう。

呼ぶ方がわからないのだとしたら、出る方はますます「なぜ私がここにいるのか」わからなくなる。私は、ときどき隣りに座っているコメンテーター仲間に何気なくきいてみることもある。「コメンテーターって、どんなものですかね？」。

それに対する答えもまちまち。ある人は「自分にはやりたい仕事（たとえば冒険家なら冒険とか映画監督なら新作の製作とか）があるので、そのための資金づくりに来ている」と答える。そういう人は、「テレビ出演は崇高な目的のための手段」と割り切っているから堂々としている。作家で「どうしても自分の本を多くの人に読んでもらいたい。それには知名度を上げる必要があるから出ている」と話してくれた人もいた。これなども、〃テレビは手段〃派。

ただ、そういう言い方をする人は、本音では「自分は、目的もないのにテレビに出る人とは違うのだ」と思っているような印象を受ける。でも、テレビのカメラの前に立つことを選択してしまったら、「きっちり用意してしゃべっているから」「立派な目的があって出ているから」という言い訳で自分の正当性を主張しても、あまり意味はないような気もする。

では、私はどうしてコメンテーターの仕事をたまにしているかというと……、それがよくわからない。もちろん「お弁当がいただけるから」などという冗談は通用しないだろうし、「少しでも精神医療のことを一般の人にもわかってもらいたい」という啓蒙のような気持ちがあるのはウソじゃないが、「こういう残虐な犯罪をどう思いますか、カヤマさん！」と言われて15秒で「そもそも精神医療とは……」などと話せるわけもない。せいぜい「えーと、二度と起きてほしくないと思います」などと口走るくらい。そうなると啓蒙なんていうのも、ただの言い訳ということになる。

では、どうして？　もちろん時給としては悪くないが、「お金のためです」と言い切れるほどはたくさんいただいていない。功名心かな、とも思うが、私の場合はいろいろワケありで（……単に臨床でかかわった人たちとの関係で、ということだけど）、あまり顔などを知られたくないと考えている。

きっともともとの動機は、その絶大な影響力を始めとしてテレビというメディアにあまりに興味があるため、作る側の世界も見てみたいという単純な好奇心だったのだろう。そして、今も実はそこからあまり意識が進んでいないかもしれない。

でも、自分の好奇心だけでホイホイと出かけて行き、多くの人たちから「あの人、なに？　寄生虫みたーい。30点！」などと思われているのだとしたら、あまりに不毛だ。

じゃ、せめて密度の濃い有意義なコメントでもするか、と思うのだが、「どうですか、カヤマさん？」と振られると「えーと、この件に関しては慎重に考えなければいけませんね」などと相変わらず情報量ゼロピットな答えをしてしまう私だった。

6月29日（金）

堺正章さんの妻が語った〝ＰＴＳＤ離婚〟についてのコメント依頼が、たくさん来る。なんだかよくわからなかったのでお断りしていたが、今日だけは知り合いに頼まれたので受けてしまった（こういう一貫性のないところが〝寄生虫〟っぽいのかも）。

子どものときに受けた何らかの心の傷がおとなになってからも生活に影響を及ぼしている、という意味では「心的外傷後ストレス障害」なのかもしれないが、正式にはこの障害は天災や大事件など生命の危機に至るようなできごとでトラウマを受けたときに発生するものを指すはず……。

しかし、本人の「心的現実」にとっては父親から受けたトラウマが「命の危機にも匹敵するほど大きかった」のかもしれないし、それに対してまわりが「そんなはずない」とか言うべきではないだろう。とはいえ、「だから離婚します！」と離婚の正当化の理由にＰＴＳＤを持ち出すのは、どうなのだろうか……。

しかも、それ以外でも「宅急便が毎日来るのは迷惑」「夫が仕事人間だったのは詐欺に合ったような気分」などなど、自分が人格的に未熟であることをあれだけ露呈したのはまずかった。その上で「トラウマを受けた」と言っても、多くの人は「それを乗り越えられるだけ成長していなかったあなたに問題があるんじゃない？」という印象を抱いてしまう。

ただ、「トラウマを乗り越えられないのは心が未熟な証拠」みたいな言い方が一人歩きすれば、それと戦っている多くの人たちが傷つくことになる。

それにしても、「これでもか」というくらい、むずかしい事件やひとことではコメントできないニュースなどが次々起こる。〝テレビ寄生虫〟泣かせの世の中。気が重い。

6月30日（土）

夕方、１泊する予定で久しぶりに実家に戻ると、母親が「〝寄生虫〟なんて言われちゃってたでしょー」と冷やかしとも嘆息ともつかない言い方で早速、あの話題を。

「ここでもか。もうやめてほしい」と思ったが、何食わぬ顔で「あ、そう？　いいのよ、別に」と冷たく答えてしまった私も、十分、心が未成熟な人間だ。

あとがき

どうして精神科医なのに、一般の雑誌に原稿を書いたりテレビに出たりしているんですか。

こうきかれると、答えに困ってしまう。私の場合、正直に言っていちばんの理由は「成り行きで」ということだと思う。「二番目の理由は？」ときかれたら、「書くのがきらいじゃないから」「テレビに出てみたいから」とでもなるかもしれない。

しかし、それだけで診療時間を削ってまでも、多大な時間をパソコンやテレビカメラの前で過ごしてよいわけはない。というか、自分の中にもマスメディアの場で活動を続ける理由が、何かほかにもあるはずだ（あってほしい）。

そこで私は、一生懸命考える。そしていつも「これかな」と思いつくのが、「一般の人にも、心についての基本的な知識や病気について、わかりやすく伝えたいから」というものだ。

とはいえ、その試みがうまくいった、と思ったことはこれまであまりなかった。「よし、今回こそは、一般の人たちにも本当に役に立つ心理学や精神医療の話を書いてみるぞ！」と決心してパソコンに向かっても、結局は人目を引くだけの犯罪精神医学の話や精神分析のマニアックな話を書いてしまうことが多いのだ。

でも、今回はちょっと違うんじゃないだろうか。メールマガジンでの下地もあったため、「多くの人たちが知りたいと思っているのは、あるいは必要と思われるのはどんなことか」と比較的ゆっくり考えながら、キーワードを選んでいくことができた。文章も比較的、時間をかけて書いていった。これを知っていれば、今はとくに病気とかはっきり問題があるという人じゃなくても、かなり生きやすくなるのではないか。そう思える本が、はじめてできたような気がする。

ただ、今、「時間をかけて書いた」と言ったが、私が時間をかけて書いた分、ちょっと迷惑をかけてしまった人がいる。それは、この本を編集してくれた晶文社の編集者・安藤聡さんだ。おかげでけっこう満足のいく本はできましたが、長い時間を費やさせてしまってスミマセンでした。そして、とても的確なアドバイスと励まし、ありがとうございました。

それから、このメルマガの企画から配信までいろいろとお世話になったソネットの石中真介さん、小田良和さん、（株）ギジの岩本陽二さんにも、お礼を申し上げます。

そして何より、いつも気まぐれにしか送らない『香山ココロ週報』に気長におつき合いいただき、ときには暖かくときには厳しいメールをお送りいただいたたくさんの読者のみなさまに、心からの感謝を伝えます。これからも、何らかの形でメルマガは続けていきたいと思っております。また、楽しくやり取りいたしましょう！　たとえ、どんな世界になろうとも。

香山リカ

著者について

香山リカ（かやま・りか）

一九六〇年札幌生まれ。精神科医。神戸芸術工科大学視覚情報デザイン学科助教授。臨床経験を生かして、新聞、雑誌で社会批評、文化批評、書評なども手がけ、現代人の〝心の病〟についての洞察を続けている。主な著書に、『本当はこわいフツウの人たち』（朝日新聞社）、『多重化するリアル――心と社会の解離論』（廣済堂出版）、『本当にやりたいこと！を見つける33の方法』（青春出版社）、などがある。

世界《せかい》がどんなになろうとも役立《やくだ》つ心《こころ》のキーワード

二〇〇二年二月一〇日初版

著者　香山リカ

発行者　株式会社晶文社

東京都千代田区外神田二―一―一二

電話東京三二五五局四五〇一（代表）・四五〇三（編集）

URL http://www.shobunsha.co.jp

ダイトー印刷・三高堂製本